心療内科医が教える

疲れとストレスからの回復ごはん

心療内科医・医学博士
姫野友美

大和書房

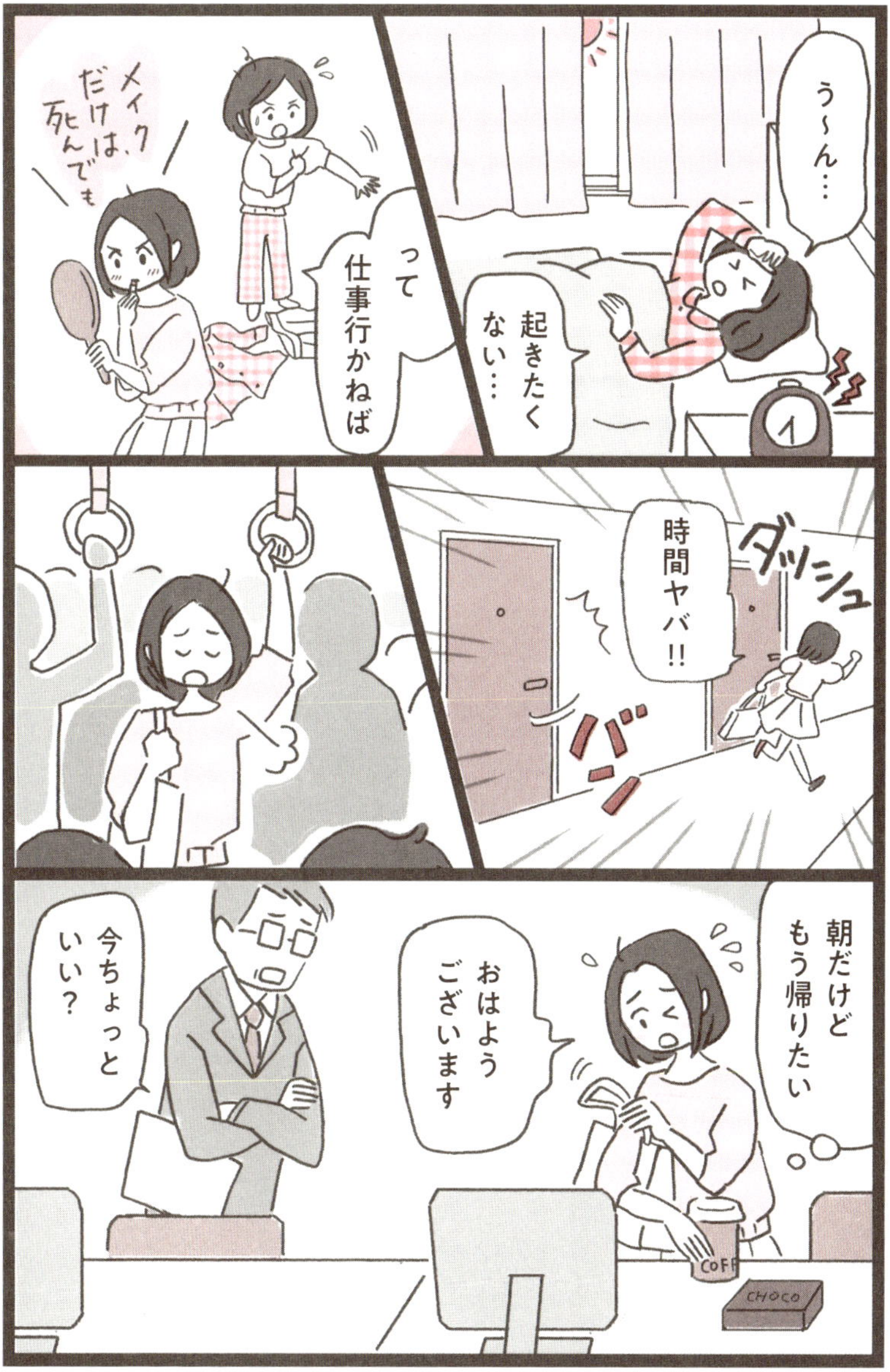
う～ん…
起きたくない…
って仕事行かねば
メイクだけは、死んでも
時間ヤバ!!
ダッシュ
バン
朝だけどもう帰りたい
おはようございます
今ちょっといい？
COFF
CHOCO

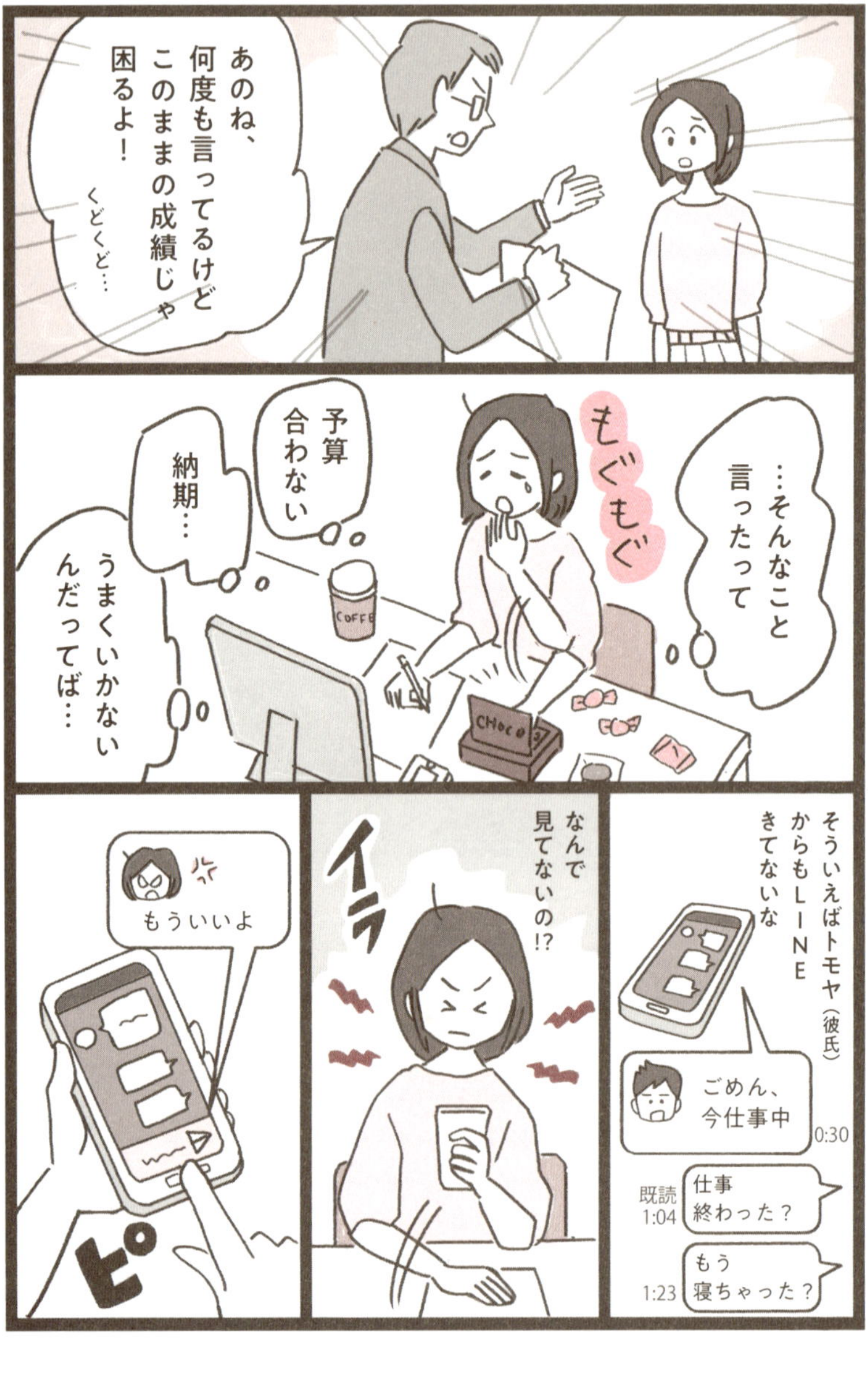
あのね、何度も言ってるけどこのままの成績じゃ困るよ！
くどくど…
…そんなこと言ったって
もぐもぐ
予算合わない
納期…
うまくいかないんだってば…
COFFEE
CHOCO
そういえばトモヤ（彼氏）からもLINEきてないな
ごめん、今仕事中
0:30
既読
1:04
仕事終わった？
1:23
もう寝ちゃった？
イラ
なんで見てないの!?
もういいよ
ピ

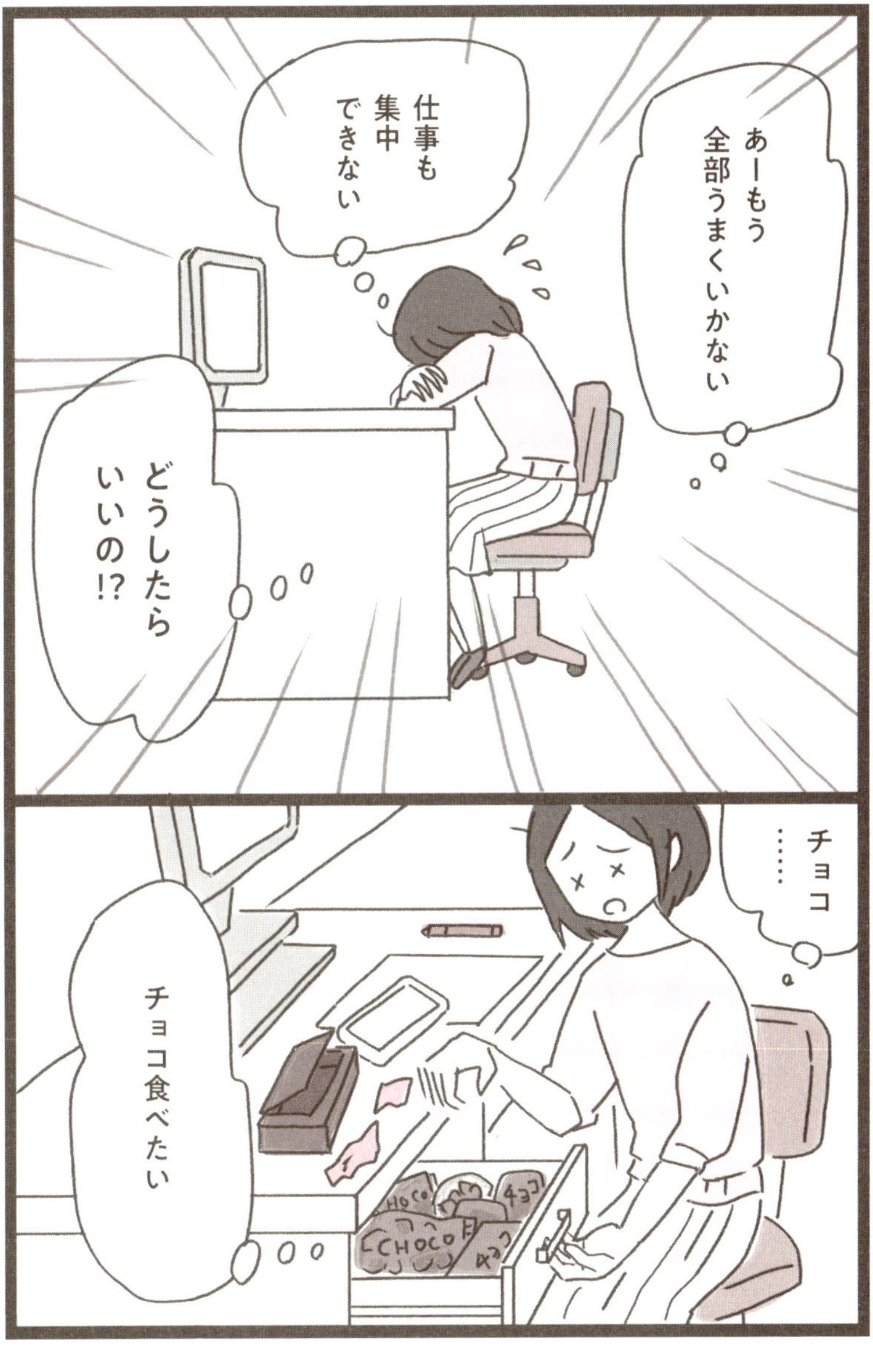
あーもう全部うまくいかない
仕事も集中できない
どうしたらいいの!?
チョコ……
チョコ食べたい

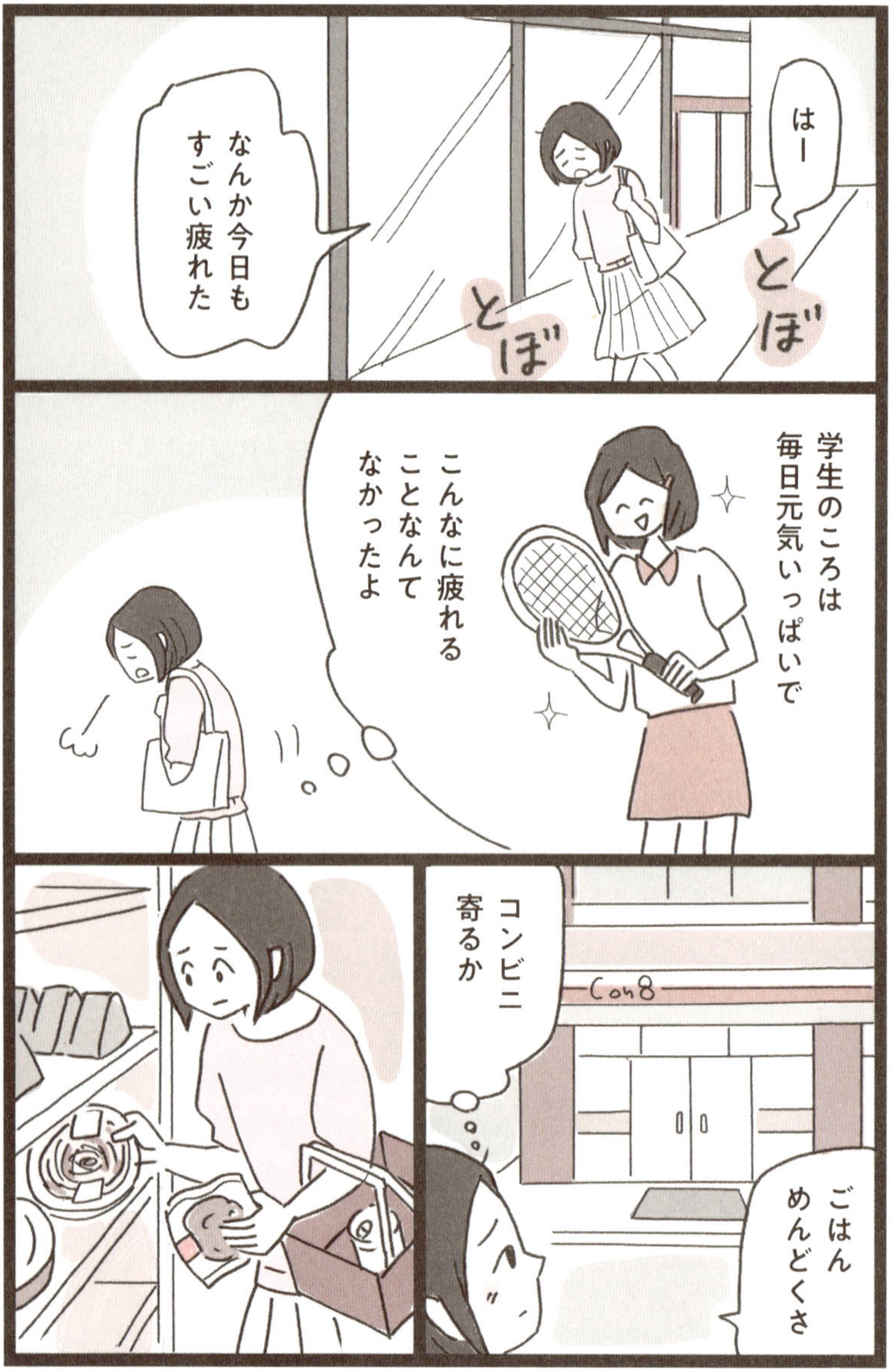
はー
とぼ
とぼ
なんか今日も
すごい疲れた
学生のころは
毎日元気いっぱいで
こんなに疲れる
ことなんて
なかったよ
ごはん
めんどくさ
コンビニ
寄るか
Con8

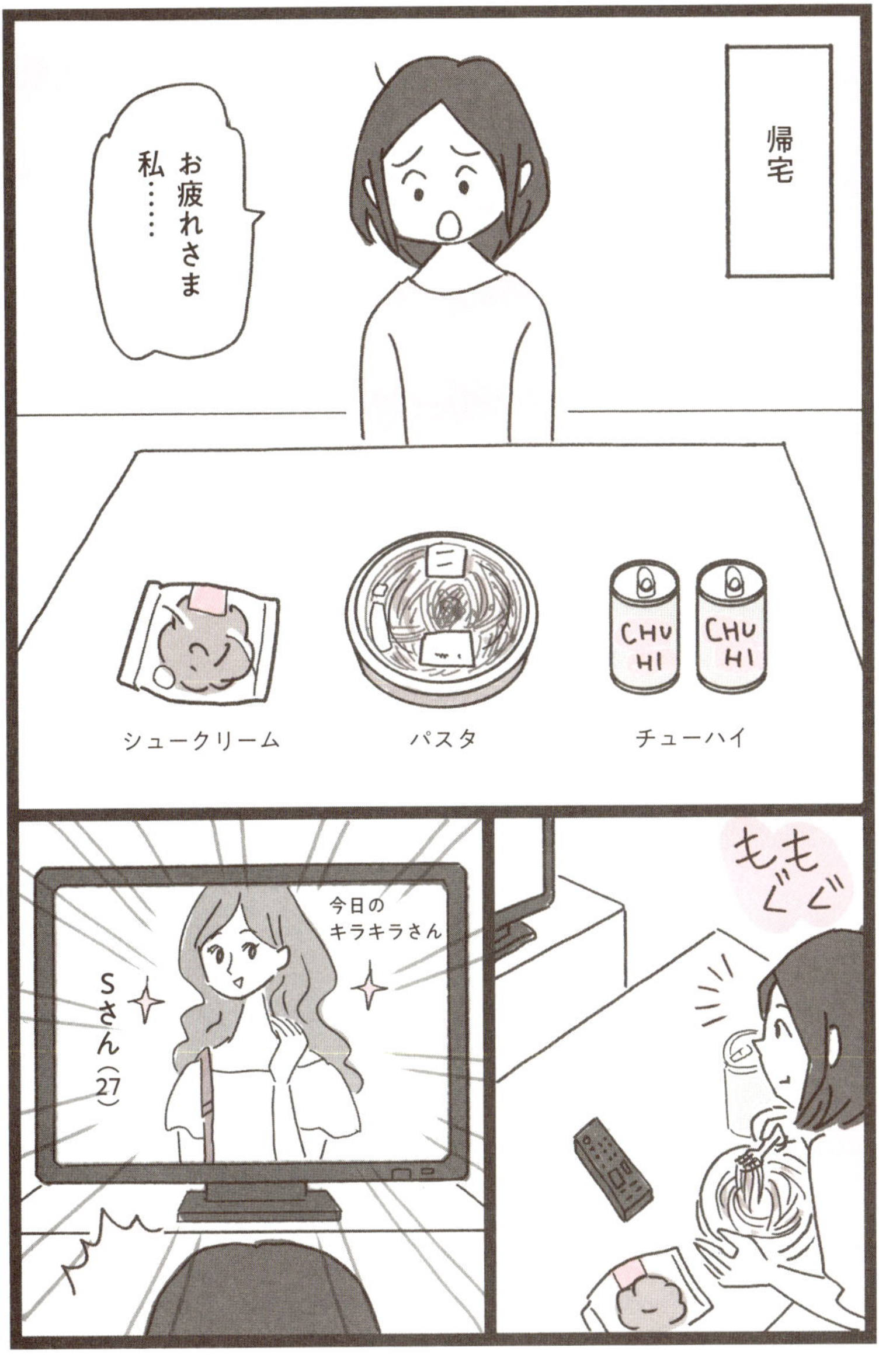
帰宅
お疲れさま
私……
シュークリーム
パスタ
CHU HI
CHU HI
チューハイ
もぐもぐ
今日の
キラキラさん
Sさん(27)

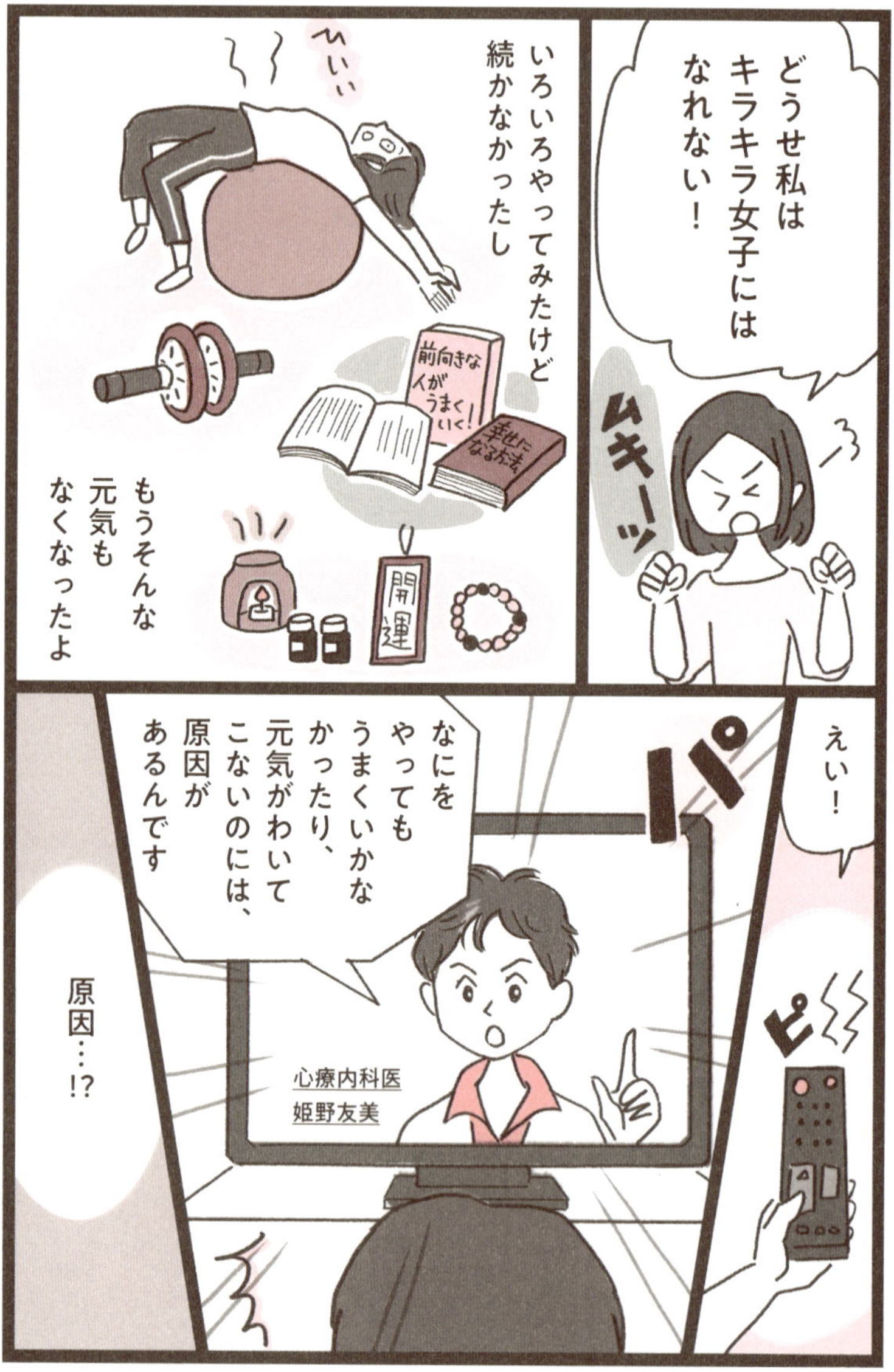

どうせ私はキラキラ女子にはなれない！
ムキーッ
ひぃぃ
いろいろやってみたけど続かなかったし
前向きな人がうまくいく！
幸せになる方法
開運
もうそんな元気もなくなったよ
えい！
ピ
パ
なにをやってもうまくいかなかったり、元気がわいてこないのには、原因があるんです
心療内科医
姫野友美
原因…!?

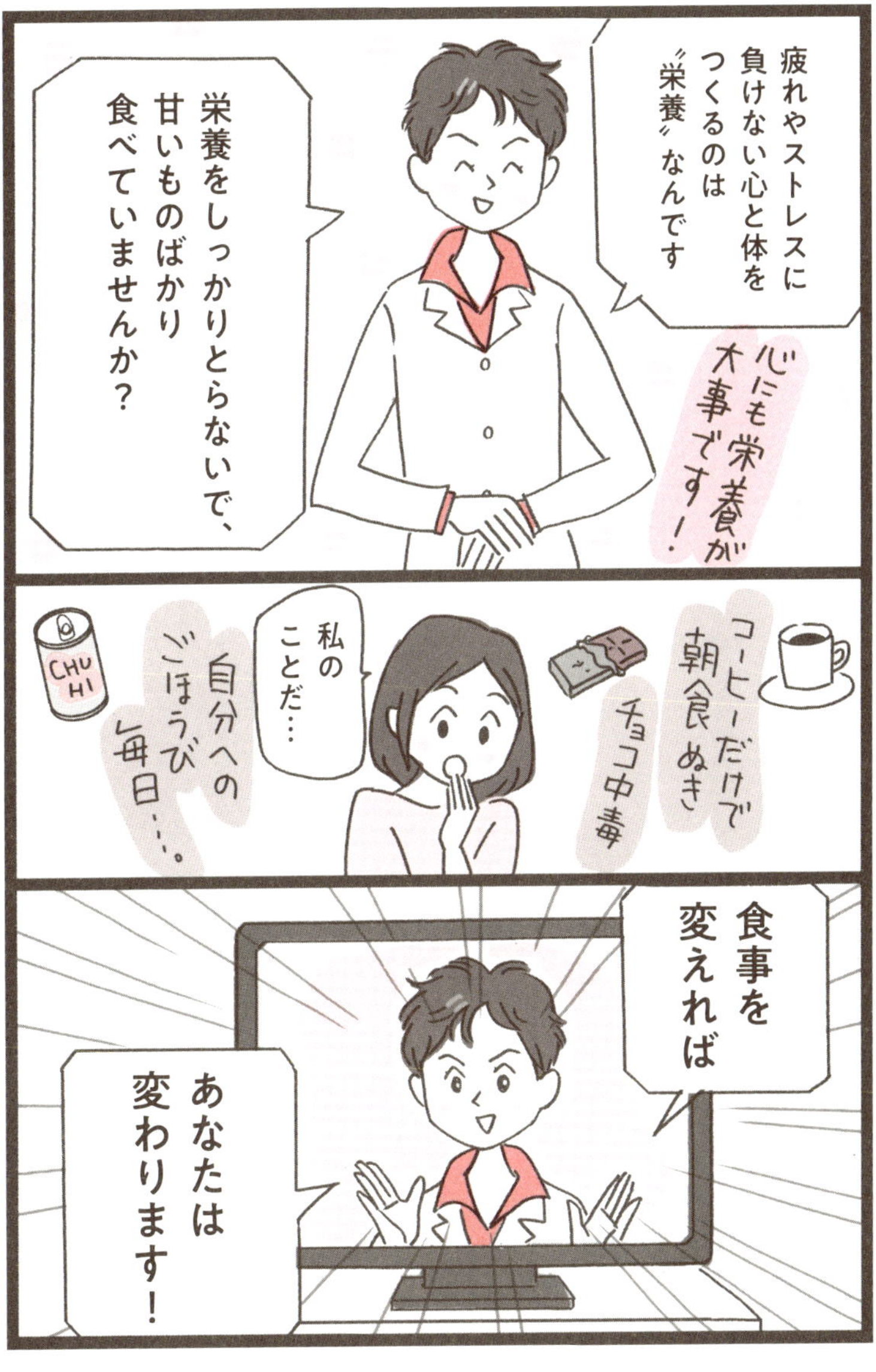
疲れやストレスに負けない心と体をつくるのは〝栄養〟なんです
心にも栄養が大事です！
栄養をしっかりとらないで、甘いものばかり食べていませんか？
コーヒーだけで朝食ぬき
チョコ中毒
私のことだ…
自分へのごほうび毎日…。
CHU HI
食事を変えれば
あなたは変わります！

はじめに——食べ物を変えると人生が変わる

このくらいなら平気なはず、まだ大丈夫だからがんばろう……、そんなふうに毎日少しずつ、あまり自覚のないまま無理をしてがんばっている女性はとてもたくさんいます。

とくに20代の若い女性ほど、もう無理!! と思っていてもやってみたらできてしまったり、徹夜で仕事を片づけたりしても倒れ込むように眠ってしまえば翌朝もなんとか仕事に行くことだってできます。これは若さゆえの底力。しかし、残念ながらこの状態をいつまでも続けることはまずできないでしょう。

その変化は、ある日突然やってくるのです。

休んだはずなのに、体がだるくて疲労感がとれない、ちょっとしたことでイライラしたり、悲しくなったりする、生理前など体調が不安定なときほど甘いものが食べたくてがまんできなくなる……。**そんな不調や嫌な感覚。それは確実にあなたの**

体がほころびはじめている証拠。20代後半から30代になるとそんな女性たちが急増しているのです。

◆食事を見直すなら今！

私のクリニックにも、30歳以上から女性の患者さんが一気に増加して、「心」と「体」に起きた変化に戸惑いながら、対処できずに悩んでいます。

30代に変化がやってくる理由は、じつは「お肌の曲がり角」と同じ。体の代謝機能が低下するタイミングがちょうど、30歳以降にやってくるからです。

お肌に関していえば、今までどおりの睡眠時間ではもう疲労回復は間に合わず、鏡をのぞくと肌の調子もイマイチで化粧ノリも悪い、これも皮膚のターンオーバーのサイクルが年齢とともに遅れはじめたからです。しかも活性酸素の消去能力も低下するため、ある朝、鏡に映る自分の顔を見たら、こんなところにシミができている！　シワが目立ってきた！　というような、見たくない現実に直面せざるをえない状況が、近い将来やってくることを知るのです。悲しいことなのですが……。

肌のシミ・シワや体力の低下だけでなく、変化をダイレクトに受けてダウンするのが「脳」の力です。

気持ちが不安定になる、生理前に気分のアップダウンがひどいなどは、脳がエネルギー切れを起こして「ＳＯＳ」のサインを出している証拠。つまり、20代前半のように気力だけで乗り切ることがだんだんむずかしくなってくるのです。

気力で乗り切れないのは、「心」ががんばれなくなったから？　と思うかもしれませんが、「心」は「脳」にあります。ですから、「脳」ががんばれなくなったのです。

◆心の安定は「栄養」がつくる

「なんとかなるさ」という頭の切り替えや、ストレスを感じても「大丈夫」と思える気持ちの安定感はすべて、脳内ホルモンのセロトニン、ドーパミンなどが十分働いているおかげです。脳内ホルモンが脳の機能をスムーズに動かすエネルギー源ですから、不足すると脳はエネルギー切れを起こして、気合いを入れてもどうにもならなくなってしまうのです。車と同じで、ガス欠ではいくらアクセルを踏んでも動かないのです。

では、どうしてエネルギー切れを起こしてしまったのでしょうか？

答えは簡単です。**セロトニンやドーパミンを合成する材料である、栄養素が不足しているから**。私たちの体と心は、すべて食べたものの栄養素から成り立って機能しており、「ちょっと疲れたかも」「なんかやる気が出ないな」と感じているときは、エネルギー切れを起こす一歩手前で、胸のカラータイマーが点滅を始めている状態です。このとき意識してエネルギー補給をしてあげる必要があります。そう、車だってガソリンが少なくなってきたら、給油をしますよね。同じことが体にも求められているのです。

エネルギーの材料は、**たんぱく質、ビタミン、ミネラル**といった食事からとれる栄養素で、これらが体内で脳内ホルモンを合成して、「さあ、やるぞ！」と気持ちを高めたり、「ま、このくらいなら大丈夫」とバランスを取ったりして、脳の働きをコントロールしながらオーバーワークにならないよう調整してくれます。

今日の朝ごはんは、なにを食べましたか？

今、不調を抱えているあなたはきっとエネルギー切れ寸前の状態で、これらの栄養素が足りていないのです。

精神論ではうまくいかないときがある

毎日がんばっている女性に向けて、応援する本やネットの記事など、たくさんの情報があります。今よりももっと素敵な女性になりたい！　夢を実現させたい！　そんな女性たちの心に響くのが『輝く女性になる10の言葉』や『夢を叶えるシンプルな法則』といった、生き方指南のアドバイスです。考えをまとめるやり方や、方向転換をするきっかけが詰まっているので、実際に、自分を変えるために始めている人もいるかもしれません。

このような精神論を説く方法でうまく自分を変えることができればOK。しかし読んで理解はできるものの、行動にうつそうと努力しても続けることができずに頓挫してしまい、けっきょく反省と後悔に苛《さいな》まれているとしたら、今のあなたには精神論だけでは足りなかったのかもしれません。

気持ちを動かして、体を動かすためには、13ページのとおりエネルギー源となる栄養が不可欠です。**やってみよう！　と考えを変えたり、このくらい気にしないわ、としなやかに物事をとらえたりするためにも、脳内ホルモンが足りなければ脳は動きません**。

栄養は、なにかをやりたい！　変えたい！　と考えるためのベースとなる部分です。そもそもベースが整っていなければ、前向きに考えようとしても思ったようにできません。余計に落ち込みがひどくなるだけです。まずは動き出すパワーの源となる栄養をチャージして、ベースをしっかり整える。なんでも土台がしっかりしていなければ強固な建物は建ちません。スポーツだって基礎ができていなければいいプレーはできないのです。逆にベースがしっかりしていれば、どのようにでも変わり、どのようにも闘いうるのです。そのためには、栄養という資本を貯めることが、すべての基本なのです。

つまり、精神論の前にやるべきことは、食べ方を変えること！

新たになにかをする必要はなく、毎日食べているものをほんの少し変えるだけで、あなたは変わっていくのです。

栄養は裏切らない！

「行動が変われば運命が変わる」という有名な言葉がありますが、行動を変えるにはその根本にある栄養状態が変わらなければ、スタートラインにさえつけません。

「栄養（食べ物）が変われば、運命が変わる」と言い換えることができるでしょう。

菓子パンとジュースではなく、ゆで卵や豆乳、納豆ごはんを食べれば、ほら！　たんぱく質やビタミン、ミネラルを簡単にとることができるのです。

実際、どのくらいで変わったと実感できるかといえば、まずは3か月を目安にしてください。長いと感じるかもしれませんが、体の細胞が新陳代謝を経てすべて入れ替わるには最低3か月はかかるのです。

十分な栄養の資本が貯まり、細胞の代謝がスムーズに回る機能が整いはじめるためには3か月、食事を変えてみましょう。肌の調子がよくなった、疲れにくくなった、イライラする回数が減ったなど、小さな変化の実感が大きな一歩となるのです。

CONTENTS

PART 1

“もう無理！”のサインに気づく

PART 2

あなたを助ける〝4つの救世主栄養素〟

PART 3

やってみる! ごはんルール

PART
4

もっと元気になる！ プラスαの栄養処方箋

PART
5

がんばりすぎな女子に伝えたいこと

PART 1

“もう無理！”のサインに気づく

女子は〝ストレス〟の影響を受けやすい

毎日の生活の中で、「ささいなことが気になりすぎてしまう」「気分のアップダウンが激しくて自己嫌悪に……」なんていう経験はありませんか？

もしもそのように感じることがあったとしても、必要以上に落ち込まなくて大丈夫です。

女性には女性ホルモンの分泌バランスの周期があるため、男性に比べて毎月、いいえ、日々体調や気分が変動しやすく、その変化を自分でコントロールしながら生活しています。そのため、「生理前だから、イライラする！」や「生理中は、頭痛がとれない！」など、自分自身の変化に気づきやすく、男性よりもストレスを感じるアンテナも敏感になっています。

なぜ男女差があるかといえば、まず女性ホルモンの分泌に関わっている脳の「視床下部」と「下垂体」は、同時に甲状腺ホルモンや副腎皮質ホルモンなどの分泌もコントロールするとても多忙な器官で、もともとストレスに弱い傾向があります。
加えて**生理周期に合わせてホルモンの分泌量がアップダウンすると、引きずられるように脳内ホルモンのセロトニン（別名：ハッピーホルモン）の分泌量も変動します**。とくにメンタルが影響を受けやすく、どうしてもストレスに対してデリケートに反応があらわれるのです。

がんばりやさんほどサインを見落とす

反応が早いということは、それだけストレスを感じると心や体に不調があらわれやすいということでもあります。**これ以上無理しないように！**というブレーキのサインが発信されるのです。

おそらく、女性は子供を産み育てる性を持っているため、本能的に「自分が倒れるわけにはいかない」という防御モードに切り替わり、リスクマネジメント機能が働くためと考えられます。

ところが、最近の女性はそのサインに気づかなかったり無視をしたりして、「まだ大丈夫」「これが終わるまでがんばろう！」と走り続けてしまいがちです。仕事などで忙しくしていると、脳が緊張状態になり、体と心のサインに余計に気づけなくなってしまいます。

やっと多忙な毎日が落ち着いたころには体と心のエネルギーを使い果たし、無理がたたってさまざまな不調に一気に襲われることも少なくありません。

ストレスを感じて、ちょっとしんどいな、疲れたなと思ったときは、あなたががんばりすぎていつ倒れてもおかしくないギリギリの状態かもしれないのです。

また「私はとくにストレスなんて感じたことないわ」という人もいるかもしれませんが、本当にストレスがないのでしょうか？

気持ちは元気でも、寝起きがよくない、髪の毛が抜けやすい、しっしんなどができやすい、下痢や便秘などお腹の調子がよくない……、などが続く場合は確実に体が反応を起こしています。本当はつらいはずなのに、それがわからない。こういう症状を「失体感症」「失感情症」といい、心身症にしばしば見られるタイプです。**ストレスに気づきにくいのですが、体は悲鳴をあげていて身体症状はちゃんと出ているのです。**

ストレスを感じやすいタイプ

何事にも まじめに取り組み、几帳面で完璧主義の人

- 努力家でまじめ、しっかりした人と思われている。
- 責任感も強く、頼まれるとなんでも引き受けてしまい、いろいろなことを抱えている。
- 自分ではできると思っているため、妥協をしたり手抜きしたりができず、つねに完璧を求めてやり通す。
- 失敗すると落ち込みが激しい。

他人の失敗が許せないくらい、がんこで自分に厳しい人

- 自分にも他人にも厳しく、他人が失敗すると厳しくあたってしまい、怒りを抑えられないこともある。
- 自分のやり方に自信があり、融通が利かず、がんこなため周囲と合わせられずに空回りしやすい。
- 怒りを感じることが多く、ひんぱんにイライラしてストレスをためやすい。

嫌なことでも「NO」といえる勇気がなく、おとなしく引っ込み思案な人

- 自分の考えをはっきりと他人に伝えることが苦手で、内向的なタイプ。
- 自己嫌悪にもおちいりやすく、悩みごとがあっても誰にも相談できずにひとりでくよくよ思い悩むことが多い。
- 考えすぎて結論もまとまらず、どんどん悪い方向に想像がふくらんで自分で悩みを大きくしてしまいがち。

先々のことまで必要以上に心配してしまい、気苦労が絶えない人

- いつも不安を感じていて、つい先のことや起きてもいないことまで「もしもこうなったら……」と考えすぎて悩みがつきない。
- 本当は起きるはずのないことまで考えすぎて、取り越し苦労をくり返す。
- 次から次へと不安材料が生まれるため、心が休まらずにストレスといつも追いかけっこ状態になりやすい。

不調のサインは、3つのタイプであらわれる

仕事を任せられるようになって忙しくなり、人手も足りなくて、自分ががんばらないと終わらない。いつも肩こりや頭痛、腰痛に悩まされている、毎日頭が重い、睡眠時間が足りなくてミスが増える、自分にイライラしたり落ち込んだりする。毎日残業続きで、家に帰ってもちゃんとした食事をとる余裕なんてなく、甘いお菓子やアイスで自分を癒して眠る……。

きっと、働く女子の「あるある」ですね。

じつはこれ、先ほどの〝ストレスが多くなりすぎているからブレーキをかけて！というサイン〟です。**肩こり、腰痛、頭痛は体にあらわれるサイン**、**イライラや落ち込みは心にあらわれるサイン**なのです。

またイライラが抑えきれず、ふだんより怒りっぽくなってやたらと甘いものが食べたくなり、ストレス解消と称してスイーツばかり食べることがやめられないなど、**行動にサインがあらわれる**場合もあります。

このように不調のサインは、大きく分けて「心」「体」「行動」の3つに出やすい

傾向があります。

どこにどのように出るかは、その人の置かれている環境や性格によって異なり、そのときいちばん弱っている部分にあらわれます。

必ずどれかひとつだけにあらわれるというよりは、今いちばんつらい症状が表面化しているということです。

つまり、「体」の不調があって、あそこが痛い、ここも痛いと訴えていても、そのサインの背後には「心」の問題が関係していることもあります。もちろんその逆もありますし、「行動」のサインも加わって、イライラを解消するために買い物やネットにはまる、といったケースもあります。またひとつ不調が改善したと思ったら、今度は別の部分に不調を訴えるなど、もぐらたたきのように不調が連鎖することもあります。心と体はつながっているため、どのように影響を受けるかは個人差があるのです。

それでも、表面化する例を大きく分けると、次の3つのタイプに分けられます。具体的に、「心」「体」「行動」にあらわれる不調のモデルケースをみていきましょう。

CASE 1

ゆううつイライラガール

ストレスや疲れが、「心の不調」となってあらわれるタイプ

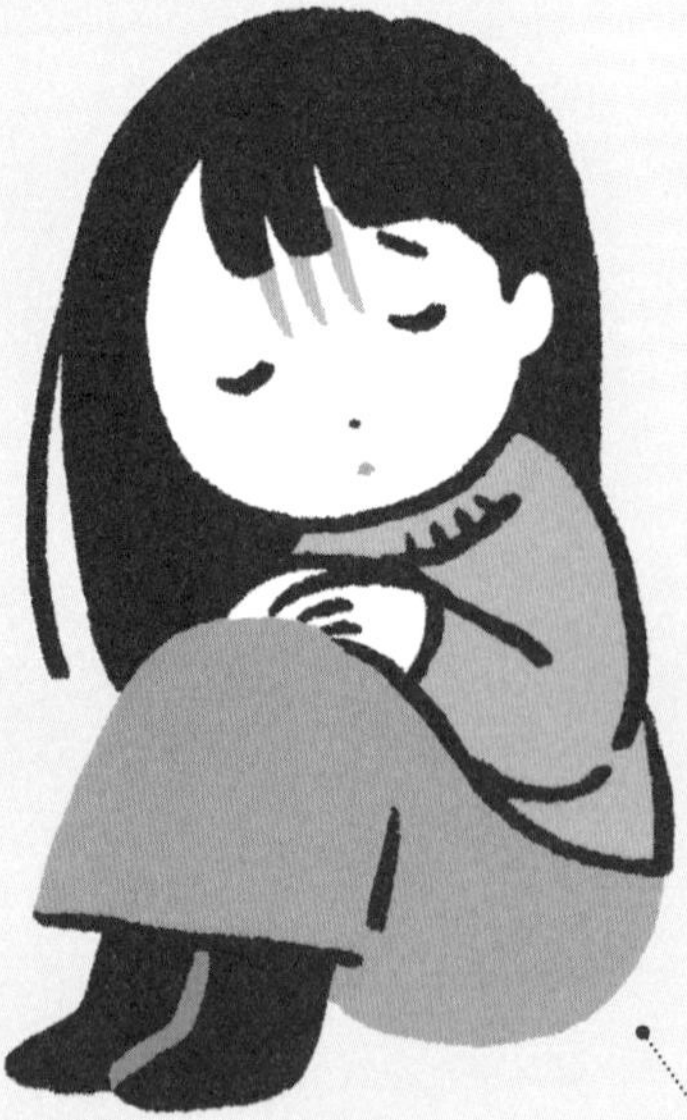

特徴❶

がんばりすぎて無理をした結果、落ち込みが続く、楽しいことをしても気分が晴れないなどが起きる。

特徴❷

強いストレス環境から、軽うつ症、パニック障害や強迫性障害など「心の病」にかかることもある。

あらわれやすい不調の例

- ゆううつな気持ちから抜け出せずやる気が起きない軽うつ症
- バスや電車など人ごみの中に入ると動悸がして呼吸がうまくできないパニック障害
- なにかにこだわることがやめられない強迫性障害
- 人前で話すとき強い恐怖や不安を感じる社交不安障害
- 6月の梅雨どきになると頭痛、立ちくらみ、めまいが起き、ゆううつな気持ちになるジューンシック症候群など

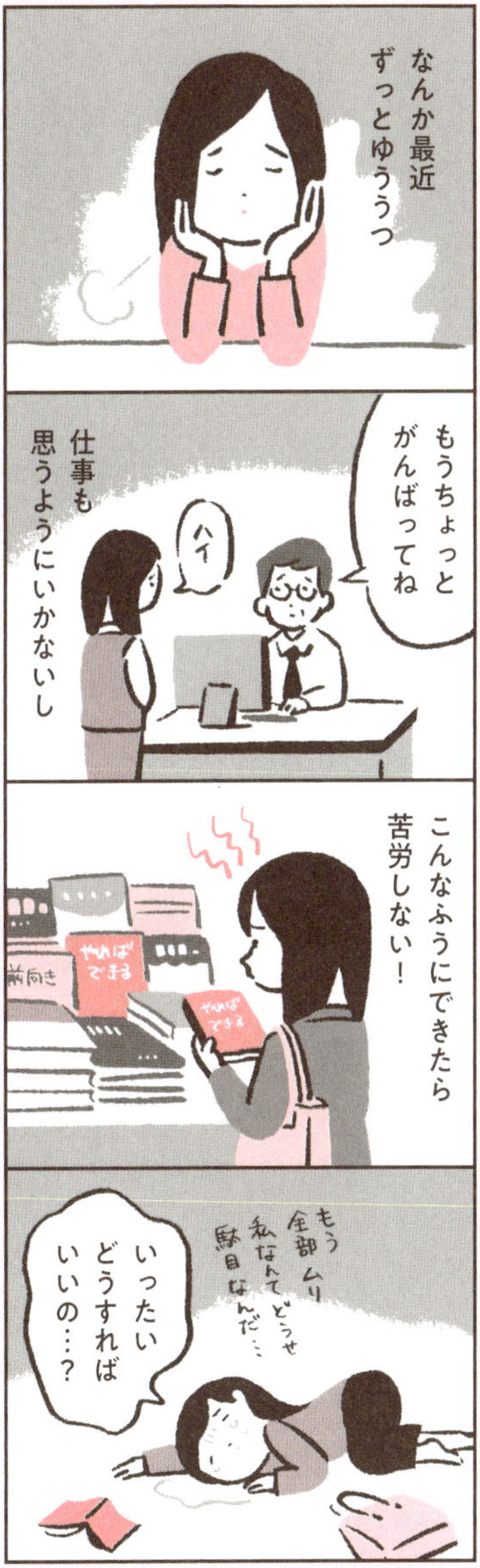
なんか最近
ずっとゆううつ
もうちょっとがんばってね
ハイ
仕事も思うようにいかないし
こんなふうにできたら苦労しない！
やればできる
前向き
やればできる

もう全部ムリ
私なんてどうせ駄目なんだ…
いったいどうすればいいの…？

CASE 2

だるくて重力に負けそうガール

ストレスや疲れが、「体の不調」となってあらわれるタイプ

特徴❶

心の疲れが体の不調となってあらわれる。頭痛や肩こり、下痢、生理不順など症状は多岐にわたる。

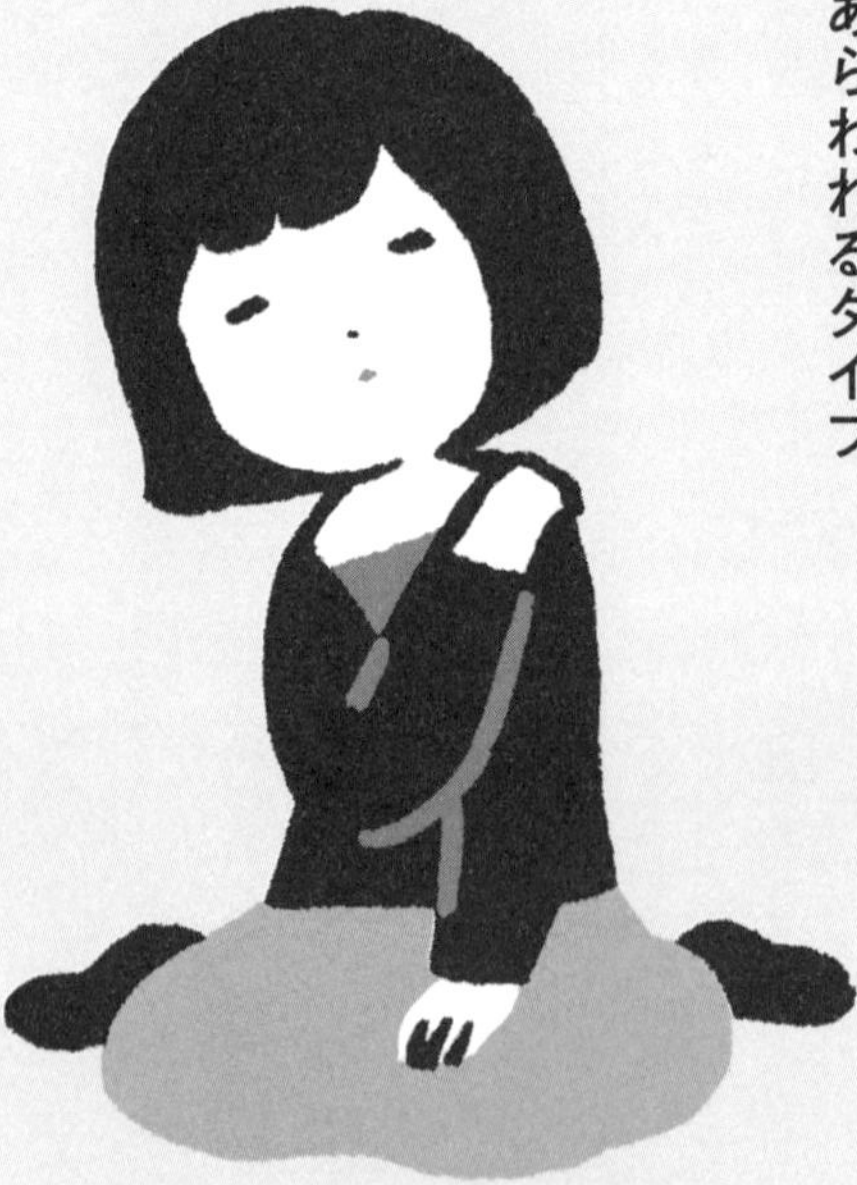

特徴❷

薬を飲んでも、休んでいても体の不調が改善しない原因には、ストレスも大きく関係している。

あらわれやすい不調の例

- めまいや立ちくらみが起きる起立性低血圧
- 鎮痛薬が効かない慢性頭痛
- 通勤電車に乗ると腹痛が起きて途中下車をくり返す、過敏性腸症候群
- 生理がこなくなる続発性無月経、生理前に身体症状や精神症状が出る月経前症候群
- 夜間に咳や痰、呼吸困難で眠れなくなる気管支喘息
- 夕方から体がかゆくなっていてもたってもいられない慢性じんましんなど

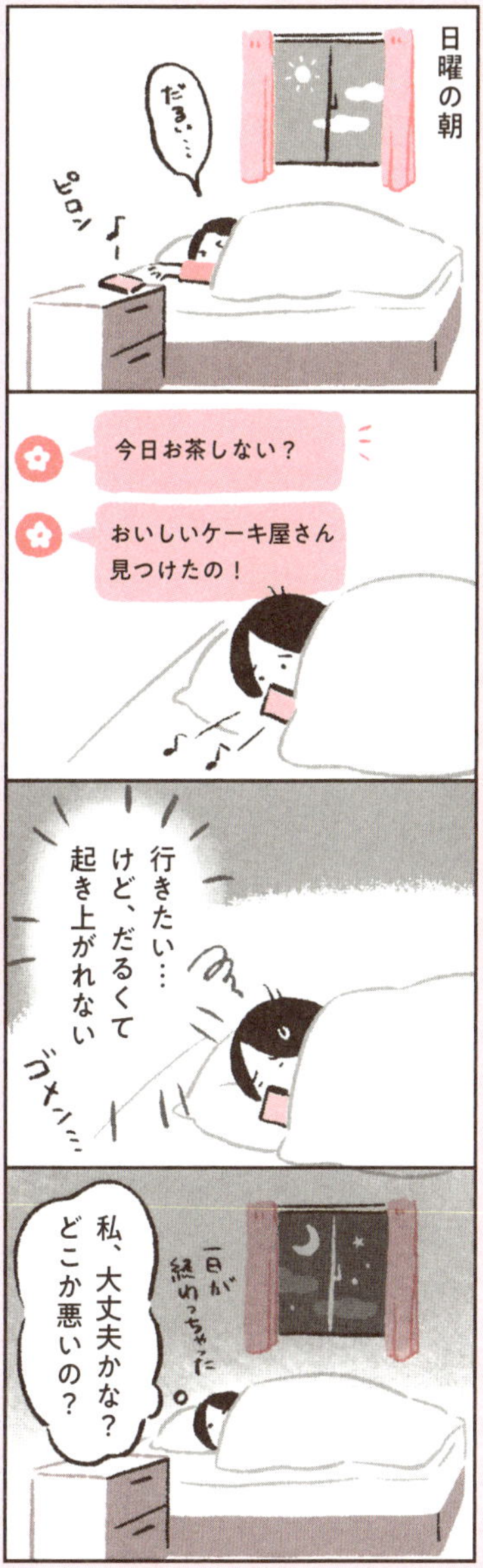
日曜の朝
だるい…
ピロン
今日お茶しない？
おいしいケーキ屋さん見つけたの！
行きたい…けど、だるくて起き上がれない
ゴメン…
一日が終わっちゃった
私、大丈夫かな？どこか悪いの？

CASE 3

お菓子ドカ食いガール

ストレスや疲れがなんらかの「行動」にあらわれるタイプ

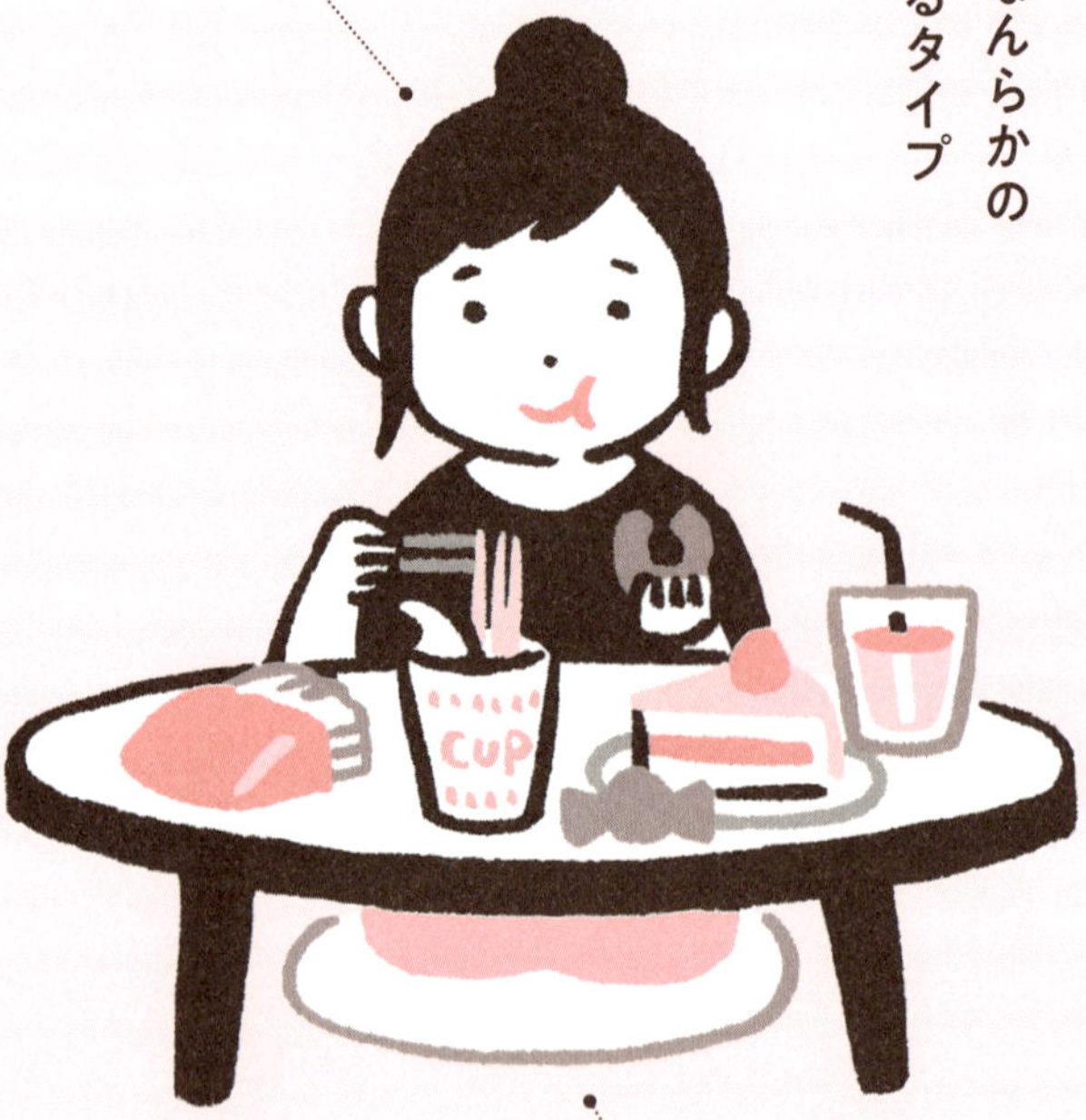

特徴❶

ストレス発散と言い聞かせて、買い物や食べ物に依存することがやめられず、自己嫌悪に陥りやすい。

特徴❷

自分の行動パターンが異常と気がつくことができないほど悪化すると、体や心の病気になることも。

あらわれやすい不調の例

- さまざまな依存症（ストレス発散のために買い物、パチンコ、ネットゲームなどに没頭する行為依存、アルコール、たばこ、チョコレートなど食べ物や嗜好品がやめられない物質依存、どんな形でも人とつながっていたいSNS依存症、恋愛依存症、セックス依存症などの関係依存）
- 太ることが怖くて食べられない拒食症
- 食べたい気持ちを抑えられず食べては吐くをくり返す過食嘔吐など

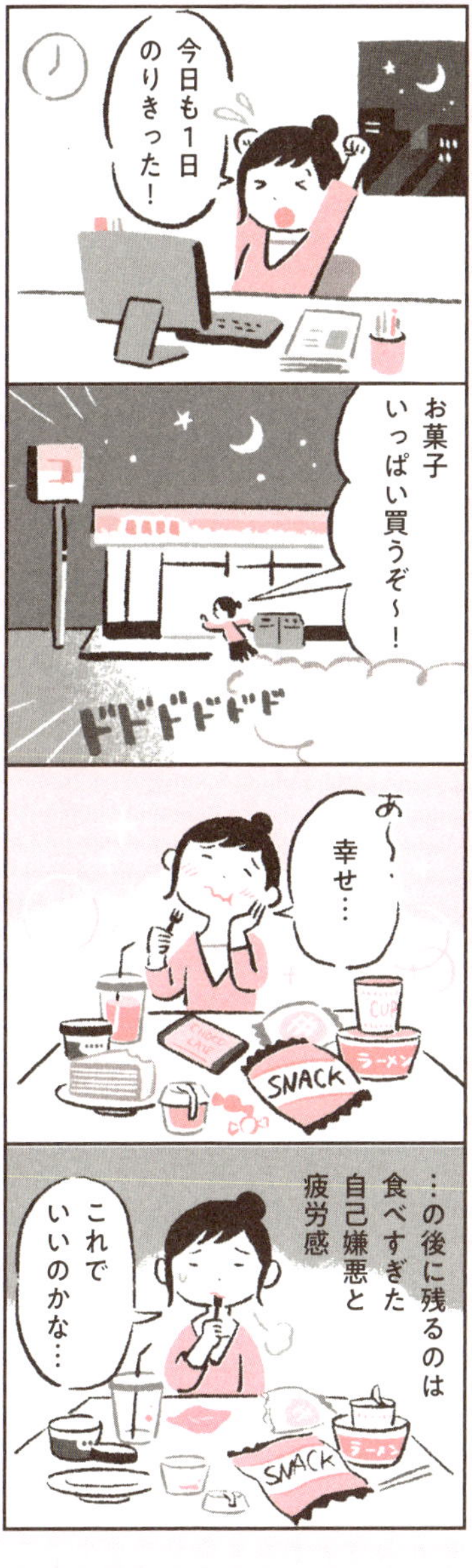
今日も1日のりきった！
お菓子いっぱい買うぞ～！
ドドドドドド
あ～・・幸せ…
…の後に残るのは食べすぎた自己嫌悪と疲労感
これでいいのかな…

すべての不調に共通する原因は「栄養不足」

このように過度なストレスは不調をまねくマイナス要因ですが、そもそも、必ずしもすべてのストレスが悪いわけではありません。みなさんも経験があるかもしれませんが、人は逆境に立たされることで思いもよらなかったパワーが湧いてきて、自分の中の能力が引き出されるきっかけになることもあるからです。

まさに〝プレッシャーをはねのけるエネルギーが湧いてくる〟わけですが、**そのエネルギーは、どこからやってくるのでしょうか？**

ストレスが続いたときには、「負けるもんか！」と奮い立たせたり「ま、いいか」と受け流したりして、なんとか調整しようとするものなのですが、そのエネルギーこそが**「脳内ホルモン」**の働きです。

先に述べたように、私たちの心の動き＝情動はさまざまな脳内ホルモンの働きでコントロールされていて、脳内ホルモンの働きでやる気を起こさせたり、気持ちを切り替えさせたりすることで、ストレスがやってきてもうまく折り合いをつけています。そして**脳内ホルモンの分泌には、合成するための材料がなくてはなりません**。

その材料というのが、そう！　たんぱく質やビタミン、ミネラルといった食べ物に含まれる**「栄養素」**なのです。

うまくストレスに対応できずに体や心、行動に不調があらわれてしまう原因のひとつには、材料不足、つまり栄養不足が大きく関係しているのです。

◆イマドキ女子がなりやすい栄養不足のパターン

昨日の夕ごはんはなにを食べましたか？　朝食は毎日、ちゃんと食べていますか？

私たちの体はすべて、食べたものからとった栄養素の働きで動いています。つまり、意識して食べていないと、体の働きは少しずつ歯車が狂っていきます。

たとえば「ダイエットを気にしているので、カロリーを考えて食べています」、「野菜を食べるようにしています」、そう答える若い女性は多いと思いますが、その食べ方だけで本当に、必要な栄養素は十分にとれているのでしょうか？

朝はギリギリまで寝ているから時間もないし、食欲もないので朝食は抜いてコーヒーのみ。昼食はカロリーを抑えたいのでおにぎり2個にサラダ、デザートはヘルシーっぽいヨーグルトで。仕事終わりの夕食は、もう作る気力はないからコンビニで手軽に買うことにして、パスタにサラダ、がんばった自分にごほうびがほしいので、おつかれさまの缶チューハイとシュークリームも追加しちゃえ！……。

このような1日の食事例は、女子にとってはよくあるパターンではないですか？(今、うなずきませんでしたか？)。

自分ではカロリー控えめに選んでいるし、ヘルシーな食事ができているから大丈夫だと思っていませんか？　毎日がんばっているから、缶チューハイも飲みたいしスイーツだって食べたい！　それくらい許してよ!!　と思っていませんか？

その気持ち、よ～くわかります。でも毎日これでは、13ページでお話ししたエネルギー源となる栄養素はほとんどとることができていません。

◆今すぐ食べるべきは「たんぱく質」

なぜなら脳内ホルモンをはじめ、体の働きをスムーズにする**「たんぱく質」**をほとんど食べていないからです。

おにぎりの具のさけやパスタにのっかったベーコンの薄切りはたんぱく質だし、ヨーグルトの中には乳たんぱくが入っているし、シュークリームのクリームにも卵が入っているし、たんぱく質はとれています、なんて思っていないでしょうか。ノンノンノンノン。それだけではとてもとても、たんぱく質をちゃんと食べているとは言いがたいのです。

たんぱく質といえば肉や魚、卵や大豆製品などですが、これらの食品の中には女性にとって大切な「鉄」や「ビタミンB群」も豊富に含まれています。しかしながら元々食べている量が少ないのですから、鉄やビタミンB群も必要なだけとれることはないのです。

こんなパターンでは、**食べても食べても、とりあえずギリギリのカロリーは摂取できているけれど、中身はスッカスカの栄養不足メニュー**だったのです。

もう少しだけくわしく栄養素の働きをお話しすると、たんぱく質や鉄、ビタミンB群は、人の心の動きに関係する脳内ホルモンである、

・ドーパミン（ワクワク、やる気を起こす）
・ノルアドレナリン（緊張感を高めて気分をシャキッとさせる）
・セロトニン（幸福感、安心感）
・GABA（リラックス、安定感）

などの合成に必要な栄養素です。**これらの栄養素のうち、どれかひとつでも足りなければ十分に合成できない**ため、ストレスが続けばどんどん消耗していく一方で、そのうち対応ができなくなって、28ページのように心、体、行動のどれかに不調があらわれることになります。

◆糖質のとりすぎにも要注意！

また、食べていないことで不足する栄養素がある一方で、かたよった食べ方をしているせいで結果的に栄養不足を招くことがあります。それが**「糖質過剰の食生活」**です。

昼はおにぎり2個、夜はパスタにシュークリーム、お酒は甘い缶チューハイとくれば、これはもう糖質ばかりにかたよってしまいます。糖質過剰な食事によって起きる不調については後述しますが、いくらカロリーを減らしても、その代わりに糖質の米や小麦粉、砂糖、果糖の多いメニューをセレクトしていれば、ダイエットにはなりません。たんぱく質をとっていないために筋肉量が減っていき、どんどん基礎代謝が低下して、カロリーを減らしても脂肪が蓄えられ、「下半身ぽっちゃり」になっていくことでしょう。

はっきりいうと、**糖質過剰の食事では太る**のです。

しかも困ったことに、糖質を体内でエネルギーに代謝するためにはビタミンB群が必要です。糖質ばかり食べていると、体内にあるわずかなビタミンB群は代謝に使われてしまい、脳内ホルモンの合成に回す分はほとんど残りません。**食べているようで、じつは必要な栄養素を消耗させている**という悪循環が起きてしまうのです。

また、職場にはお菓子の誘惑がたくさんありますね。おみやげで配られるクッキーやおまんじゅう、たとえ甘くないおせんべいやスナック菓子であっても米や小麦粉などを加工しているので、糖質のかたまりのようなものです。残業中などに口寂しさと空腹を紛らわすために、あめやチョコレートをつまみ、砂糖が多く入った甘いカフェオレやミルクティー、ジュースなどがいつも手元にある……、となれば知らずしらずのうちに、糖質の多い食べ物ばかり口にしていることになります。カロリーを気にしても、糖質過剰である限りは全く無意味になってしまうのです。

女子にありがちな食生活で、ひとつだけよい習慣となっているのが、健康を意識して食べている「野菜」です。

野菜にはビタミンCが含まれており、生きていくうえで重要な栄養素のひとつだからです。ビタミンCはよく知られている「美肌・美白」のほかにも「風邪予防」や「疲労・ストレスの緩和」、「抗酸化作用」など多様な作用があり、〝とらない理由などない〟重要な存在です。

ただひとつだけ、もう一歩食べ方をステップアップしましょう。

野菜は1日350g食べましょうという目標がありますが、レタスやきゅうりのサラダばかりでは野菜のバリエーションがかたよってしまい、量も十分とはいえません。野菜350gというのは両手いっぱいにのせたくらいの量ですが、ブロッコリーやパプリカなどの緑黄色野菜もあわせて食べてほしいのです。

また野菜不足を補うために、手軽に野菜ジュースや、セレブやモデルに大人気のスムージーを活用している女子も少なくないと思いますが、野菜ジュースで野菜をとっていると思ってはいけません。野菜にも糖質は含まれているのですが、これをジュースにすることによって糖度が上がり、しかも液体ですから吸収がよく、あっというまに血糖値が上がってしまいます。

さて、ここまで書いてきた食事のお話。ドキッとした人も多かったのではないでしょうか？

でも、大丈夫。

「私の食事、ちょっとヤバいかも！」と、今気づくことができたあなたはラッキーです。なぜなら本当はなにを食べればいいのか、薄々わかってきているはずだからです。

ではこれから、栄養不足の原因と改善方法についてくわしくお話ししていきましょう。

1

もしかして たんぱく質 不足？

- □野菜中心の食事をしている
- □あまり肉や魚を食べない
- □枝毛や切れ毛など、髪にダメージがある
- □爪が弱くなった
- □ダイエットしているのにやせない
- □疲れやすくなった
- □思考力や集中力が低下した
- □つまらないことを、クヨクヨと考えてしまう
- □ときどき、わけもなく不安になる
- □同じことを何度も話していると指摘される

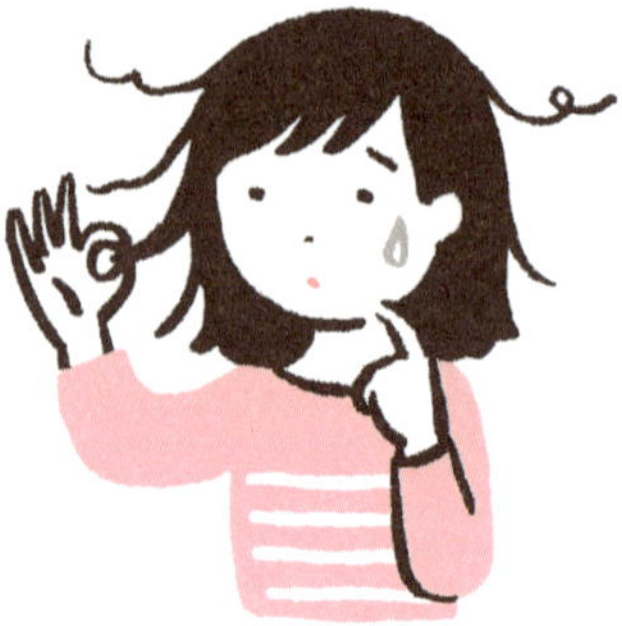

当てはまった数

□ コ

●3コ以上当てはまった人は、食事のバランスを見直しましょう。

ダイエットしたいからと、たんぱく質を食べない女性が多くいます。肉の脂肪は太るから、というイメージだけで避けているようですが、それは大きな勘違い。

私たちの体を構成する約37兆個もの細胞一つひとつはたんぱく質からできています。皮膚、髪、爪、骨、血液、内臓などはたんぱく質が土台となっていますから、たんぱく質が足りなければ、細胞がしぼんで肌はガサガサ、髪はパサパサになって女子力はダウンしてしまいます。

◆たんぱく質不足&糖質過剰が増えている

ではたんぱく質を食べないで、足りないエネルギーはなにでとっているかといえば、おにぎりや菓子パン、甘いドリンク。66ページの糖質過剰の項で詳しくお話ししますが、糖質過剰の食生活は摂取カロリーを減らすことができても、確実に脂肪をためていくのでダイエットにはなりません。

しかもたんぱく質不足は、脂肪を増やす一方で、筋肉を減らしていきます。メリハリのあるボディラインをキープしているのは、筋肉のおかげですから、食事制限でダイエットしているのに結果が出ない人は、体重は変わっていなくても体組成は筋肉減、脂肪増に変わっていきます。脂肪が増えるということは、将来、糖尿病や高血圧などの生活習慣病のリスクを抱えることにもなります。

また筋肉を維持したり育てたりするには、運動習慣が必要です。ところが若い世代ほど運動習慣を続けにくい多忙な生活が多く、定期的な運動で筋肉を維持することができていません。

むしろ高齢者のほうが、日々のウォーキングなど運動を意識しているので足腰が元気でスタミナいっぱい。若い世代のほうがすぐエレベーターやエスカレーターを使い、筋力不足で疲れやすくなっています。

◆たんぱく質は「心」のためにも重要

疲れやすいのは体だけではありません。**イライラしやすい、不安になりやすいなど心の疲れにもたんぱく質不足が深く関係しています**。

これまで触れてきたように、心の元気の素、脳内ホルモンの合成にはたんぱく質が必須ですから、材料不足から頭の回転がにぶくなったり、考えがまとまらなかったりすることが増えます。

体と心の働き、すべてを整えるためにベースとなるたんぱく質が不足している食生活は、今すぐ改善する必要があるのです。

ワンポイント！

やせない理由もたんぱく質不足

2

もしかして鉄不足？

- □立ちくらみやめまい、耳鳴りがよく起きる
- □のどに不快感があり、落ち着かない
- □朝、起きるのがつらい
- □食欲があまりない
- □しっしんができやすい
- □吐き気を感じることが多い
- □少し体を動かすだけで、息切れや動悸がする
- □季節に関係なく、くしゃみ、鼻水が出る
- □休んでも「疲れた、だるい」と感じる
- □顔色がくすんで、化粧ノリが悪い
- □風邪をひきやすい
- □どこかにぶつけたのか、気がつくと体にアザができている
- □歯茎から出血することがある
- □頭が重い、またはよく頭痛が起きる
- □シャンプーのとき、髪がよく抜ける
- □むくみがある
- □いつも肩こりや腰痛に悩んでいる
- □便秘や下痢になりやすい

□胸が痛むときがある

□まぶたの裏が白い

□口角炎ができやすい

□注意力の低下を感じる

□些細なことでイライラしやすく、神経質になった

□やる気や気力が起きない

□記憶力の低下を感じる

□生理の量が増えたと感じる

□月に２回も３回も生理がくることがある

□生理痛がつらい

□子宮内膜症や子宮筋腫があると診断されている

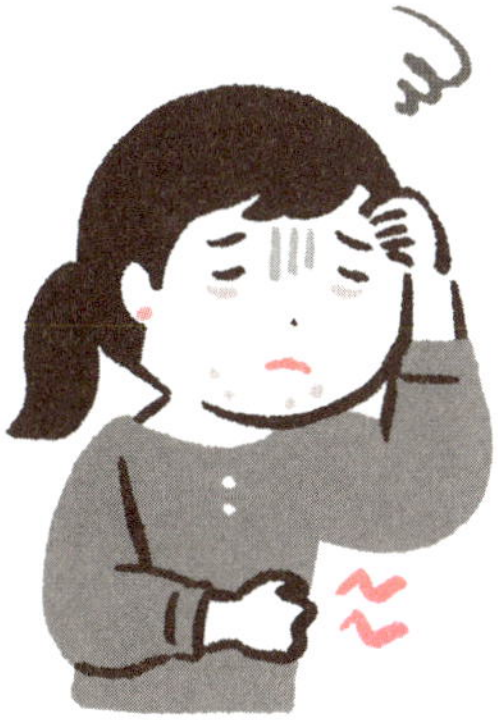

当てはまった数

□コ

●鉄不足チェックの結果は次のページを参照。

鉄不足チェックの判定結果

1～7コ

軽度ですが鉄不足の症状が出てきています。食事のバランスや生活リズムを見直しましょう。

8～14コ

鉄不足が不調の原因になっています。食事から積極的に鉄分をとるようにして、睡眠不足やストレスケアも意識しておこない、不調を改善しましょう。

15～21コ

当てはまる数が多くなるほど、鉄不足による不調が深刻化しています。早急に鉄分の多い食事をとり、生活リズムを整えましょう。サプリメントの活用もおすすめします。

22コ以上

鉄不足による不調の雪崩《なだれ》が起きています。食事や生活習慣を見直しつつ、医療機関に相談するなどして、早めにケアしましょう。

鉄不足と聞いて思い浮かぶ不調といえば、貧血や息切れ、めまいじゃないの？と思っている人が多いと思いますが、じつは「こんなことも？」という不調と鉄不足は密接に関係しています。

しかしながら、女性が鉄不足でこんなに悩んでいることは、医療関係者にもあまり知られていないのです。

そのため、体調が悪いな、気分がすぐれないな、と思って受診しても「ストレスのせいですね」とか「自律神経失調症です」とか、ぼんやりとした結論になりがちで、不調を根本から改善できない女性がたくさんいるのです。

◆美と健康のために鉄は必須

しかし鉄の働きから不調の原因を推理していくと、免疫力が低下すれば**風邪をひきやすくなり**、体のすみずみまで酸素が届かなければ細胞の働きが低下して、**疲れやすさやだるさを感じます**。幸福感や安心感に関わる脳内ホルモンのセロトニンの合成には、とくにたんぱく質と鉄が欠かせないため、十分に合成できる鉄がなければ**イライラや落ち込みなどメンタルに影響する**のです。

また**鉄の働きは美肌、美白にも関わります**。たんぱく質とビタミンC、そして鉄がそろわないと、しっかりコラーゲン合成ができないからです。

しかも紫外線を浴びるとシミが増えることはよく知っているかと思いますが、その原因に細胞をサビつかせる活性酸素の発生があげられます。鉄は活性酸素を消去する「カタラーゼ」という抗酸化酵素が働くために必要なミネラルで、鉄がなければカタラーゼは働かないのです。したがって、鉄不足になるとシミを消去できなくなります。

さらに血行不良から目の下にクマができる、あごの下のにきびが治らない、という肌トラブルも起きやすく、鉄不足は美容に大打撃を与えていることを知ってほしいのです。

まだまだある鉄不足の影響

さらにもうひとつ、寝つきの悪さ、寝起きの悪さも鉄不足が関係しています。

睡眠ホルモンのメラトニンはセロトニンから合成されます。セロトニン合成のために鉄が必要なことはお話ししたとおりです。

朝起きて16時間後に、メラトニン合成が始まります。鉄がたくさんあればスムーズにメラトニンが合成できて、すっと眠れます。そして8時間後にメラトニンが分解されます。このメラトニンの分解にも鉄が必要なので、鉄不足だとメラトニンが分解されず、だらだらと眠気が続いて目が覚めません。

かつての私もそうでした。朝起きても、トイレに座ったままボーっとしている。お弁当を作ろうとしても意味不明の行動をして、あっちへウロウロ、こっちへウロウロ、作業が少しも進まない。その私が、鉄をとるようになったら、サッと起きられて、意味ある行動をするようになったのです。なんという鉄パワー！

また鉄は粘膜の形成に必要な栄養素。粘膜が弱くなると口内炎ができやすくなったり、生理の量が増えます。生理の出血量が多くなると、ますます鉄不足になり、もっと粘膜が弱くなってまた生理の量が多くなります。つまり悪循環なのです。

なぜ鉄不足になるのか？

鉄不足になってしまう原因には、おもに次の4つが考えられます。

［原因1］ **食事から鉄がとれていない**

44ページのたんぱく質不足の項でもお話ししたように、**間違ったダイエット法やカロリーコントロールをして、食事内容にかたよりが出てしまうことがあります**。鉄は肉や魚などの動物性たんぱく質に多く含まれていますが、たんぱく質を避ける食生活ではたんぱく質はもちろんのこと、含まれる鉄もとれないために、必要な量を体に取り入れることができません。

［原因2］ **食品に含まれる鉄が減っている**

肉や魚以外にもほうれんそうや小松菜、ひじきなどの食品にも鉄は含まれています。野菜を食べて鉄をとれないわけではありませんが、**土壌の劣化などによって食品に含まれる鉄などのミネラルの量はかなり減っています**。

たとえばほうれんそうのおひたしで、1日に必要な鉄の量27mgをとろうと思ったら、おひたしを13皿（1皿100gで換算）も食べないといけないのです。

【原因3】 鉄の少ない加工食品が増えた

手軽なコンビニのおかずやお弁当、すぐに食べられる総菜など、忙しい毎日を支える食生活は、加工食品によって様変わりしたといえます。便利な分、**いくつかの加工の工程を経ることで、素材そのものの食品と比べると栄養価はどうしても下がってしまいます**。毎日自炊することはむずかしいかもしれませんが、コンビニや外食などで食事を毎回すませるのではなく、栄養たっぷりの食事を疲れた自分へのごほうびにしたいものです。

【原因4】 ストレスや生理により、鉄不足におちいりやすい

誰もがストレスを抱えて日々過ごしていると思いますが、**ストレスは体内の鉄を消耗させます**。緊張感のある仕事を片付けているとき、睡眠時間を削って作業をしているときなどに鉄をはじめとする栄養素は普段以上に浪費されて、あなたのエネルギー残量は減っていきます。しかも寝ている時間は体内で鉄を蓄える時間のため、睡眠時間が少なくなると鉄を蓄える時間も少なくなってしまいます。

また**女性は、生理がある限り鉄不足と闘っています**。毎月の生理で約30㎎もの鉄を失っており、生理周期と合わせて調子が悪くなる人は、鉄不足が疑われます。ちなみに生理のある女性に必要とされる鉄分の推奨量は1日10・5㎎。ところが食事から摂取できている鉄分量は、20代で6・2㎎、30代で6・7㎎となっていて、単純計算をしても足りないことがわかります（日本人の食事摂取基準　2015年版参考）。

生理などで血液を失うことでも減ってしまいますが、**暑い時期は汗をかくことでも鉄は失われます**。しかも暑い夏の時期、食欲が出ないからといってさっぱりとしたそうめんばかり食べていると、もうおわかりのとおり、ますますたんぱく質離れになり、出ていくばかりで鉄分を補給できません。涼しくなったころ、急に体調を崩す原因にもなります。

予想以上に鉄不足の影響は大きかったのではないでしょうか？　鉄を多く含むたんぱく質をしっかり食べることをいつも意識しましょう。

ワンポイント！

寝起きの悪さは鉄不足

もしかして ビタミンB群 不足？

- □好きなことなのにやる気が起きない
- □寝ても疲れが残っている
- □記憶力の低下を感じる
- □口内炎、口角炎ができやすい
- □肩こりがなかなか治らない
- □集中力の低下を感じる
- □会話や行動などの反応が鈍くなった
- □日中、眠くなりやすい（とくに食後）
- □アルコールをよく飲む
- □甘いものや炭水化物をよく食べる
- □夜、ぐっすり寝た気がしない

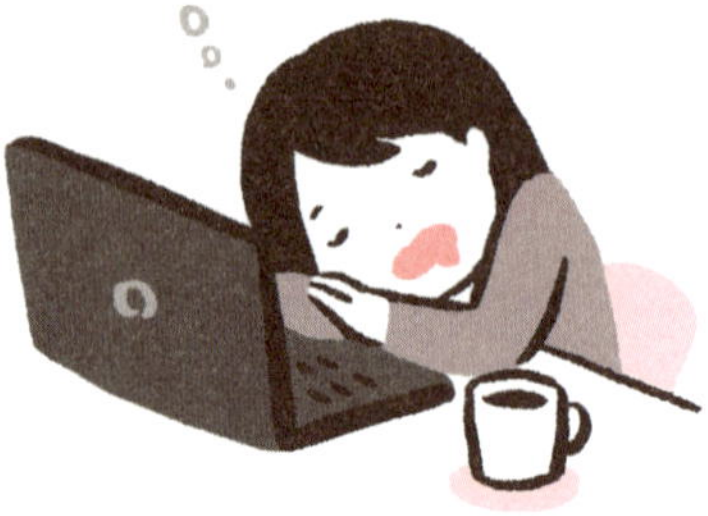

当てはまった数

□ コ

●3コ以上当てはまった人は、食事のバランスを見直しましょう。

「ビタミンB群」と聞くと、どんなイメージですか？
「美白といえばビタミンC」のように、性質がパッと思い浮かびにくい栄養素かもしれません。ですが、私たちが生きていくために欠かせない働きをしているのが、ビタミンB群です。

ビタミンB群には、**たんぱく質、脂質、糖質の三大栄養素をエネルギーとして活用できる形に代謝する重要な働きがあります**。B群という名前のとおり数種類あり、どれかひとつだけでは効果は発揮できないのですが、セットになることでお互いに助け合いながら機能しています。ビタミンB群の種類には、ビタミンB_1、B_2、B_6、B_{12}、ナイアシン（ビタミンB_3）、パントテン酸、葉酸、ビオチンの8つがあります。

エネルギー代謝に必要なビタミンのため、不足すると体はエネルギー切れを起こしやすくなって、疲れやすい、寝ても疲れがとれないなど、疲労感がつきまといます。いつも肩こりに悩んでいる、というのもありがちな症状です。

また何度も登場している**脳内ホルモンの合成には、必ずビタミンB群の働きが必要になるため、不足するとやる気や集中力の低下を招きます**。とくに、今まで好きだったことに関心がなくなることが特徴で、メンタルへの影響があらわれやすくなります。なかでもナイアシンが不足すると、うつ病に進む可能性がある、と指摘されています。

またお酒を楽しんだあとは、体内のアルコールを代謝するためにナイアシン、ビタミンB_{12}、葉酸が必要で、お酒をよく飲む人はこれらが不足しやすい傾向があるのも知っておきたいところ。しかもこわいことに、アルコールの代謝に使われてビタミンB_{12}と葉酸が減ってしまうと、脳が萎縮することもわかっています。**お酒を飲むときは、ビタミンB群が豊富なおつまみを食べながら**、というのがポイントになってきます。

そして夜、悪夢をみる人もビタミンB_6不足が疑われます。ビタミンB_6はGABAやセロトニンを合成するのに必要な栄養素。これらの脳内ホルモンが不十分だと夜ぐっすり眠れないのです。

◆ビタミンB群不足は肉や魚を食べていないから

これほど大切なビタミンB群が不足してしまうのは、**多く含まれている肉や魚な**

どの動物性たんぱく質を食べていないからです。たんぱく質をあまり食べないということは、結果的にたんぱく質そのものだけでなく、一緒に含まれる鉄、ビタミンB群もとれないという、デメリットだけを生んでしまうのです。

しかも41ページで触れたように、たんぱく質を食べず、手軽な糖質にかたよったアンバランスな食生活では、糖質の代謝を優先してビタミンB群がどんどん消費されていきます。つまりもともと不足しているのに、パスタ、ピザ、ドーナッツ、プリン、ケーキ、甘いカフェオレ……といった、女子大好きな糖質にばかりかたよった食べ方によって、ビタミンB群は必要な働きができないまま、代謝のためだけに消えていってしまうのです。

なにを食べるかよ～く考えて選ばないと、食べるものがないわけではないのに、栄養失調が起きてしまいます。引き返すなら、今！　なのです。

ワンポイント！

お疲れのあなたはビタミンB不足

4

もしかして ビタミンC 不足？

- □野菜や果物を毎日食べない
- □お酒を毎日飲む
- □たばこを吸っている
- □生活リズムが不規則だ
- □風邪をひきやすい
- □ストレスが多い
- □休んでも疲れがとれない
- □シミやシワが気になるようになった
- □激しい運動をしている
- □紫外線をよく浴びている

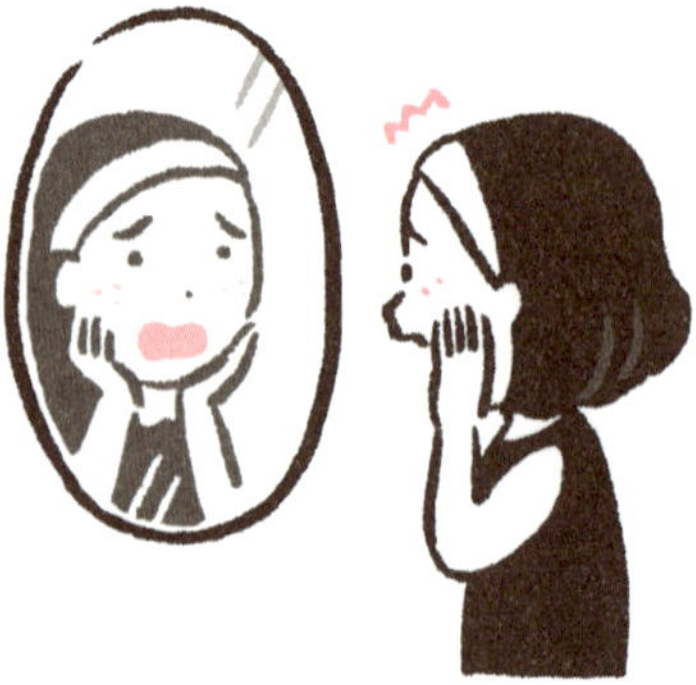

当てはまった数

□ コ

●3コ以上当てはまった人は、食事のバランスを見直しましょう。

ビタミンCといえば美白がよく知られていますが、免疫力を高められるのもビタミンCのおかげです。またストレスによる影響を抑えるためにも、大量のビタミンCが使われます。

たとえば徹夜続きで忙しくしていて、やっと片付いたと思ったら風邪でダウンする……というのは、忙しさでビタミンCを消耗した結果、免疫力が低下し、風邪をひきやすくなった、ということです。

ストレスを切り離すことのできない現代社会では、ビタミンC不足は誰にでも起きることなのです。

またストレス解消のために、お酒やたばこの習慣がある人も要注意。お酒もたばこもビタミンCを消費するため、お酒をよく飲む人ほどビタミンCが必要で、たばこはやめることをおすすめします。

このほかにもビタミンCが不足すると、コラーゲン合成がうまくいかなくなって皮膚や粘膜に影響が出ます。肌荒れやシミ、シワが増える、胃腸が弱くなるなどが、そのサインともいえます。

また脳内ホルモンの合成にも関わっているビタミンのため、落ち込みやすくなるなど、メンタルにも不調が出やすくなります。

◆ストレス過多なときこそ、こまめにビタミンCをとる

じつは**ビタミンCは、人間とサル、モルモット以外の動物は、体内で合成することができて、強いストレスにさらされると大量に合成して体を守るように働きます**。ところが人間はビタミンCを合成することができず、必ず食べ物からとらなければなりません。

しかも今日たくさんビタミンCをとっておけば、明日の分まで大丈夫、ということはなく、1日のうちに何回かに分けてとらないと、すぐに不足してしまいます。つねに補充し続けないと、体の働きをスムーズに動かすことができなくなるのです。

したがって、ランチについてきたサラダや、そばに添えられた長ねぎくらいでは、とうてい1日に必要なビタミンCを補うことができません。

１日にとりたい量とされる２０００mgを食品にたとえた場合、ピーマン67個（！）も食べる必要があるため、ビタミンC豊富な野菜やフルーツを効率的に食べなくては、すぐに不足してしまうのです。

ワンポイント！

ビタミンCなしでは生きられない

5

もしかして **糖質過剰**？

□甘いものが食べたくてしようがない

□食事を抜いたり、時間が空いたりするとイライラする

□食事を抜くと疲れを感じ、決断力が鈍る

□物忘れが多い、または集中力が低下した

□食後1時間くらい経つと、だるさや眠気を感じる

□うつ病、または気分にむらがある

□理想の体重より20％以上増えた

□よく不安になり、神経過敏になる

□ため息、生あくびが出やすい

□寝汗をかきやすい

□悪夢にうなされることがある

□寝ているときに、歯ぎしりをしていると指摘された

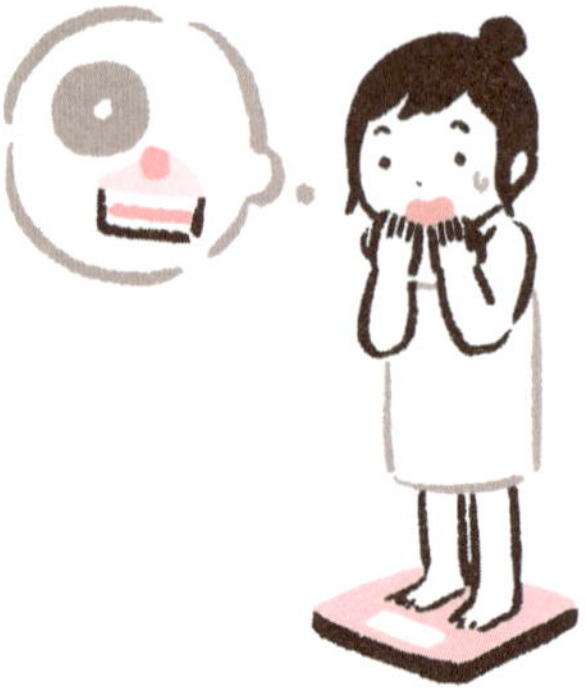

当てはまった数

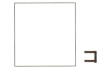

□ コ

●5コ以上当てはまった人は、
食事のバランスを見直しましょう。

ビタミンB群のところで、**「糖質にかたよった食生活はビタミンB群が代謝に浪費されて、必要な働きに使う分が足りなくなってしまう」**とお話ししました。

じつは糖質過剰の食生活は、ほかにも心身にトラブルを招くことがわかっています。もちろんエネルギー源として必要な栄養素ではあるのですが、糖質でお腹を満たし、「お肉を減らせばカロリーが抑えられる」「ヘルシー！」と勘違いしたままでは、次のような不調に襲われてしまうのです。

◆糖質をとりすぎると……

私たちの体は糖質をとると血糖値が上がり、バランスを整えるためにインシュリンというホルモンが膵臓《すいぞう》から分泌されて、血糖値が上がりすぎないように働きます。

肉や魚、野菜も食べて、糖質を適量食べる分には、血糖値はゆるやかに上がって、またゆるやかに下がるというリズムを1日の中でくり返すので正常の範囲内です。

ところが、**糖質の多いメニューばかり食べると一気に血糖値が急上昇する**ため、インシュリンも大量に分泌されて、血糖値はまたたく間に急降下。

血糖値が落差の大きい反応をすると、血糖調節のコントロールが不安定になる「低血糖」が起きてしまいます。これは「機能性低血糖」という病気で、糖質過剰の食事をしている人がなりやすい傾向があり、この病気をほうっておくと、うつ病などの心の病のほか、将来的に糖尿病や高血圧、動脈硬化にもつながるおそろしいものです。

また糖質過剰の食生活で、すぐにあらわれる影響が「太る」ということ。**糖質は1gあたり水分を3g抱え込むため、むくみやすく水太りのような体型になりやすいのです**。

しかも血糖値を下げるために分泌されるインシュリンは、別名「肥満ホルモン」と呼ばれており、インシュリンが分泌されるとセットで脂肪も増えます。つまりダイエットもできず、内臓脂肪が増えるメタボリックシンドロームから生活習慣病へまっしぐら、というわけなのです。

◆ランチ後にうとうとしていませんか？

また、「ランチのあとに吸い込まれるような眠気によく襲われる人」も要注意。これも機能性低血糖に多い症状で、ランチにパスタやラーメンといった糖質の多いメニューを食べると血糖調節の乱高下から眠気がやってきます。

理由は、急激に上がった血糖値を下げるためにインシュリンが大量に分泌されて、一気に血糖値が下がるとき、じつは脳のエネルギーも急降下しており、眠気や集中力の低下、疲労感がやってくるからです。

そして今度は「血糖値が下がりすぎるのは緊急事態」と脳は判断し、下がった血糖値を上げるためにアドレナリンやノルアドレナリンを分泌させます。アドレナリンは興奮や攻撃に関わるホルモンのため、眠気が飛ぶのではなくイライラしたり怒りっぽくなったりして、ノルアドレナリンが分泌されれば不安になったり、うつ状態になったりして気持ちが安定しません。

するとなにを欲するかといえば、イライラを静めようとチョコレートをつまんだり、甘い飲み物でホッとしようとしたりするのですが、これがまた糖質をとることになるので、血糖値の乱高下が起きて……と、血糖値と気分のアップダウンが無限にくり返されてしまうのです。

悲しいけれど「甘いもの」の効果は一瞬

でも、疲れたときは甘いもの、つまりブドウ糖が脳のエネルギー源になるから○Kでは？　そう疑問に思った人もいることでしょう。

たしかに脳はブドウ糖をエネルギー源として機能していますが、ブドウ糖しか使わないのではなく、脂質を代謝したあとにできる副産物の「ケトン体」も使われます。しかも**ケトン体は低血糖が起きないため、イライラや疲労感、眠気を感じることはありません**。

疲れやイライラを癒すために、甘いものに「口福」を求めている女子はさぞかし多いことでしょう。じつは私も、学生時代はケーキやアイスを食べて「あ〜、幸せ！」と思っていました。

でも、その幸せが一瞬のものに過ぎないことと、食べたあとに起きる不調の数々を知ってしまったので、今はほとんど食べません。

たしかに、イライラしたり疲れたときにチョコレートを食べると、ホッとして落ち着きます。そう感じるのは、脳内でハッピーホルモンであるセロトニンが増えるから。**でもそれは一瞬のことで、すぐに煙のように消えてしまいます**。

なぜなら、甘いものを食べて急激に血糖値が上がると、セロトニンを合成するたんぱく質のひとつ、アミノ酸のトリプトファンが優先的に取り込まれて、セロトニンが〝一瞬だけ〟分泌されるからです。

しかし、たんぱく質をとっていないとトリプトファンはすぐ枯渇してしまいますから、セロトニン不足となり、また「あ～、幸せ！」がほしくなって甘いものを食べるのです。しかし、当然一瞬で消え去ります。

すると、もっともっと！　とますます甘いものに手がのび、また低血糖が起きて疲れやすい、イライラがおさまらない、落ち込みやすいなど、幸せからはほど遠い状態になってしまいます。しかも、太ります。

砂糖には明確に依存性があるのです。

くり返しますが、セロトニンを継続的に合成して分泌するには、材料となるたんぱく質、ビタミンB群、鉄などが必要です。チョコレートではなく、これらの栄養素を含む食べ物を選ぶことで、メンタルを安定させることができるのです。実際に、たんぱく質を多くとっていると、甘いものはあまりほしくなくなります。

◆低血糖は眠りの質も低下させる

低血糖が起きるのは、糖質過剰の食事をしたあとの昼食後や夕食後が自覚しやすいものですが、やっかいなことに眠っている間も起きています。インシュリンの追加分泌といって、糖質過剰の食事が習慣になっている人ほどダラダラとインシュリンが分泌されて、「夜間低血糖」が起きやすくなります。

眠っているときに起きるため、はっきりと自覚はできません。しかしぐっすり眠っているときに、血糖値を上げるためにアドレナリンが分泌されることで覚醒モードへ切り替わってしまいます。

眠りが浅くなる、夜中に目が覚める、悪夢を見る、寝汗をかく、歯ぎしりをしているなど、熟睡できなくなり、翌朝目覚めたときになんだか疲れが残ってぼーっとしている人は、まさに「夜間低血糖」が起こっている可能性大です。

糖質のとりすぎは美容の敵！

このように、とりすぎた糖質の影響は24時間あなたを苦しめるわけですが、なんと一生消えることなく体内で細胞を壊し続ける姿に変化してしまいます。

それは**「糖化」**といって、必要以上に糖質ばかり食べていると代謝できずに余ってしまい、余った糖質が体内でたんぱく質と結びついて体温で温められて、**細胞一つひとつが茶色く焦げたようになってしまうのです**。糖化した細胞は、かたくもろくなって働きがガクンと低下してしまいます。

細胞が焦げることをわかりやすくたとえると、ホットケーキのこんがりした焼き色や、プリンの茶色いカラメルソースのような状態。小麦粉や砂糖の糖質が卵のたんぱく質と結びついて、加熱によって焦げ目がつくように、細胞もあなたが食べた糖質の影響で、茶色く焦げてしまうのです。

糖化した細胞はみずみずしい細胞とはわけがちがいますから、**とくに肌の変化が**

大！肌色がくすむ、たるむ、毛穴が開いてデコボコになって乾燥しやすい……など、老化を促進させてしまいます。

◆一度焦げた細胞は簡単にはもとに戻らない

しかもこの「糖化」、困ったことに**一度細胞が焦げてしまうと、簡単にはもとに戻りません**。

そして時間の経過とともに、糖化した細胞は酸化ストレスを受けて「最終糖化産物」という、まるで〝処分に困る産業廃棄物〟のように体内に居残ったままになり、その場所から体をサビつかせる「活性酸素」を発生し続けます。

つまり、コゲとサビが同時に起きるのです。

肌のコラーゲンを老化させてシミやシワを増やすだけでなく、**体内のコゲやサビは病気にも直結しています**。骨粗しょう症や糖尿病のリスクとなり、動脈硬化が進行すれば脳梗塞、心筋梗塞のリスクとなり、さらに脳の老人斑の沈着を促進してアルツハイマー型認知症の可能性が高くなることもわかっています。

まだまだ若いから大丈夫なんて思ってほうっておくと、数十年たって気がついたときには取り返しのつかないことになっているかもしれません。
糖質のとりすぎは、美容と健康のジャマをするともいえるのです。

ワンポイント！

やたらとイラつく糖質過剰、ついでにコゲもついてくる

おぼえる栄養素は〝4つ〟だけでOK

＼ まずはこれだけおさえよう！ ／

鉄	たんぱく質
ビタミンC	ビタミンB群

心も体も元気に、楽しく、きれいな私で過ごすためにポイントとなるのが、これまでお話ししてきた栄養素の**「たんぱく質、鉄、ビタミンB群、ビタミンC」**の4つと、**「糖質OFF」**の習慣です。私たちは体も心も、食べたものからとれる栄養素の働きで機能できるのですから、そのシステムをスムーズにサポートするためには**毎日の食事がカギを握っています**。

本当の意味で女子力を上げるためには、まずはあなた自身の健康と美容のコンディションが整っていないと始まりません。疲れた体、ハリのない肌、落ち込んだ気持ちでは、どんなにおしゃれをしたって、女子力は上がってくれませんから。

これらの栄養素が不足すると起きるいろいろな不調についても、思い当たる部分がいくつかあったと思いますから、**栄養を整えていけばセルフケアに役立つことは、間違いなし！**　昨日までの常識や習慣をいったん捨てて、新しくスタートをきって、生まれ変わっていきましょう。

その方法はただひとつ。**食べ方を変える、それだけです**。

PART2では、カギを握る4つの栄養素を効率よくとるポイントなどについてお話を進めていきましょう。

PART 2

あなたを助ける“４つの救世主栄養素”

毎日の食事で自分をメンテナンスする

私たちの体と心は、食べ物から取り入れた栄養素をエネルギーに変換させて正常に機能しています。くり返しますが、なんだか調子が悪いなと感じているときは、エネルギー不足、つまり必要な栄養素をきちんととれていない状態です。

食べたいものを自由に買うことができる時代なのに、栄養不足なんておかしい！と思うかもしれませんが、好きなものだけ食べているアンバランスな食生活では、やっぱり健康はキープできません。これまでのなにげない習慣の中に、栄養不足をまねく原因がいくつもあることは、ＰＡＲＴ１でお話ししたとおりです。

心身ともにお疲れ女子が最優先してとるべき栄養素は、

「たんぱく質、鉄、ビタミンB群、ビタミンC」

の４つ。これらの栄養素が豊富なものをきちんと食べることが最大のポイントです。

疲れているときは、なにも食べずにとりあえず寝たい……！　という本音もあるでしょう。しかしながら、寝るだけで回復できる代謝能力は年を重ねるごとに低下していきます。たくさん寝たつもりでも、疲れが残っているというのは、**眠るだけでは、心身のメンテナンスはうまくいかなかった証拠**といえます。

たとえば老朽化したビルを修繕するには、新しいコンクリートや鉄筋が必要になりますよね。私たちの心と体も考え方は同じで、メンテナンスをするための材料、つまり栄養素がなかったら、なかなか回復しません。つまり、**材料となる食事を食べたうえで、十分な睡眠をとることでやっと元気を取り戻すことができるのです**。

スマホのバッテリー残量が0％になってからコンセントにつないでも、満タンになるまでにいつもより時間がかかりますね。あなたの心と体も状況としては同じで、完全に切れる前に充電＝栄養を補充しなければ不調が長引いて、元気を取り戻せるようになるまでには、思っている以上に時間が必要になってしまいます。

ＰＡＲＴ２では心と体のメンテナンスに必要な４つの栄養素について、その働きと、とり方のポイントをまとめていきます。

エントリーNO.1

たんぱく質

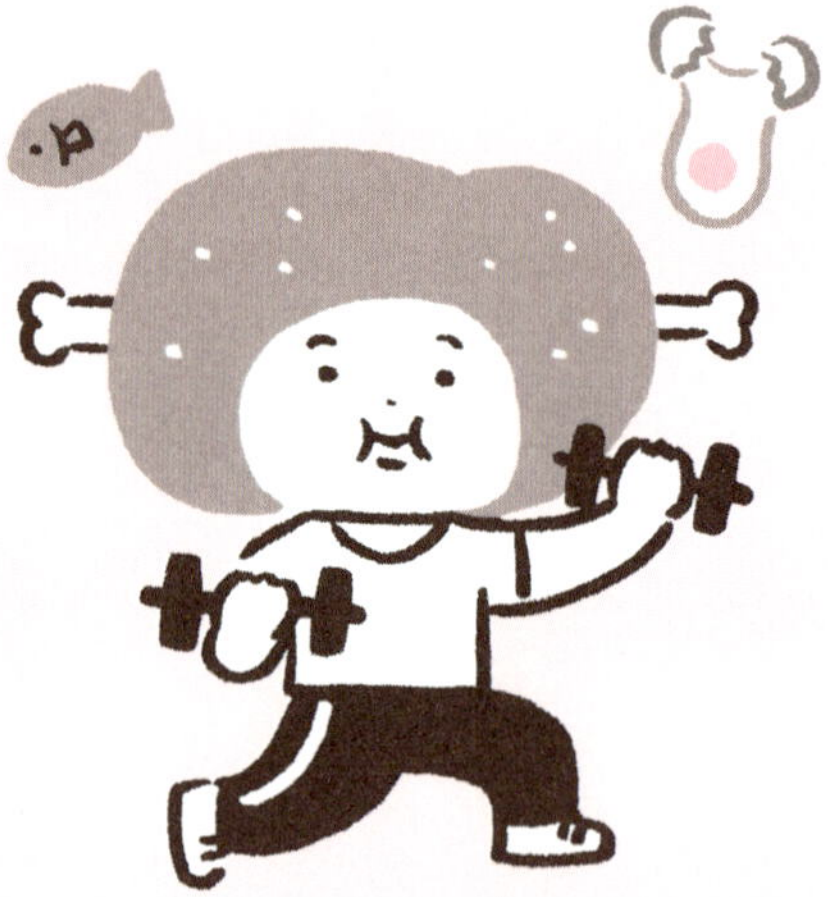

含まれるおもな食材

牛肉、豚肉、鶏肉、まぐろ、かつお、あじ、いわし、さけ、さば、卵、大豆製品（豆腐や納豆など）、豆乳、モッツァレラチーズなど。

どんな働き？

私たちの心と体の基礎となる栄養素が、たんぱく質です。

おもな働きには、次のようなものがあります。

❶健康な皮膚、髪の毛、爪をつくる。
❷骨、歯、筋肉を強くする。
❸内臓、血管、血液をつくる。
❹体の機能を円滑にする酵素、ホルモンをつくる。
❺免疫力に関わる細胞や抗体をつくる。
❻脳内ホルモンの材料で、脳の働きを活性化する。

右の項目を読むとわかるように、どの働きも体をつくり、脳＝心の働きを整えるために関わっています。ちなみに体の20％、脳の乾燥重量において40％はたんぱく質で、**「すべての基礎はたんぱく質！」**といっても過言ではありません。たんぱく質がとれていなければ、これらの機能がスムーズに動かず、不調があちこちにあらわれるのも当然なのです。

どんな不調が起きるのか、右のページの働きをみれば簡単に想像できるでしょう。肌荒れ、筋肉が弱くなる、胃腸が弱くなる、疲れやすい、風邪をひきやすい、集中力や記憶力が低下するなど、あ！　今悩んでいる不調と同じ、という女子は少なくないと思います。

◆たんぱく質をとる量で差がつく

たんぱく質には、**健康をキープして病気にならないように体を守る働き**と、**ダメージを受けた組織を修復して病気を治す働き**があります。同じように忙しくしているのに、すぐ風邪をひく人とひかない人の差は、とっているたんぱく質の差ともいえます。

基礎となる大切なたんぱく質が不足するのは、食事から肉、魚、卵、大豆製品といった食品を食べる量が圧倒的に足りていないからです。ダイエットのために肉を避ける女子も多いですし、肉や魚を食べたくても調理の手間が面倒、買いたいけれど値段が高い、といった理由もあるようです。

そうなると手軽に食べられて安価なものを選ぶようになってしまい、パスタや麺類、菓子パン、おにぎりといった糖質の多い食べ物を毎回食べて1日が終わっていきます。

また総菜パンや丼物なら糖質とおかずがセットになっており、「ひとつで満足できて、とりあえず肉も入っているし」と自分の中でOKを出しているかもしれませんが、毎食それでは大切な機能に必要なたんぱく質量には達しません。

食べ方のポイントを参考にして、できることから習慣を見直してみませんか？

【1日にとりたいたんぱく質の量】

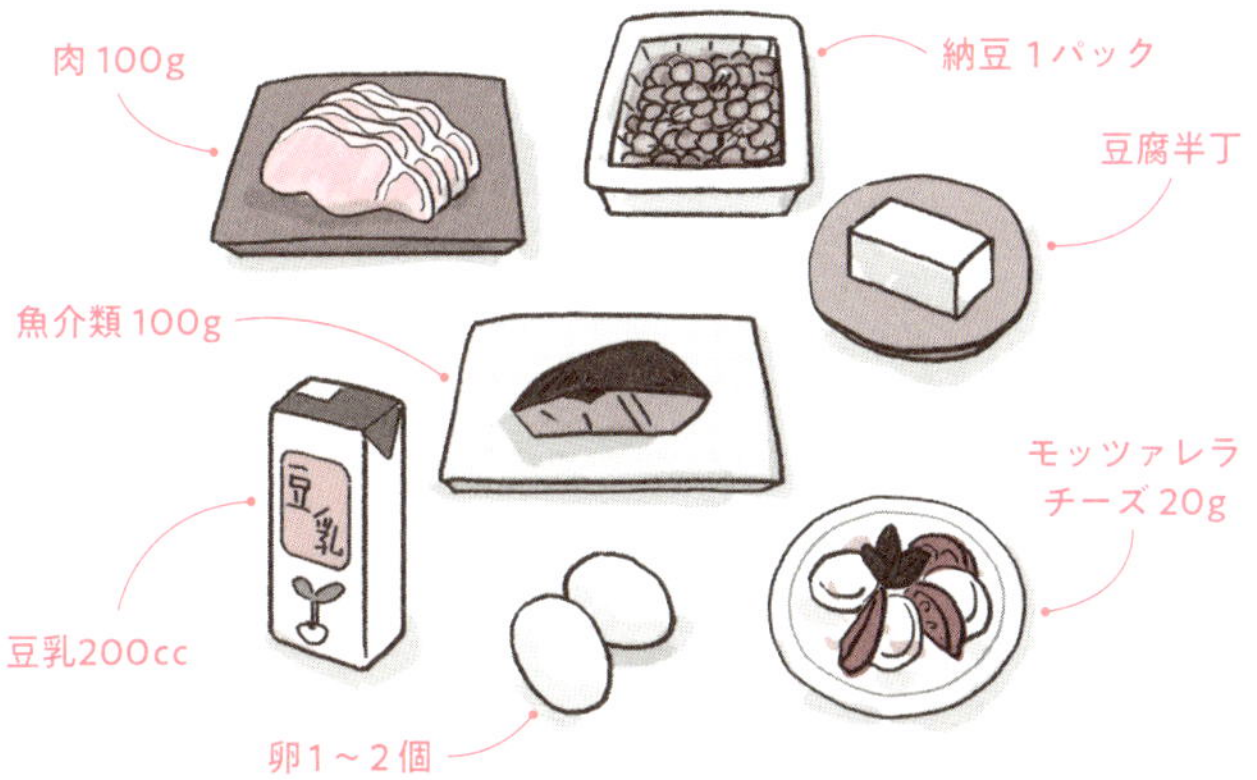
肉100g
納豆1パック
豆腐半丁
魚介類100g
モッツァレラチーズ20g
豆乳
豆乳200cc
卵1～2個

〈食べ方のポイント〉

たんぱく質を栄養素として吸収するためには、消化により「アミノ酸」という最小単位まで一度分解します。

必須アミノ酸と非必須アミノ酸の2種類がありますが、**「肉や魚などの動物性たんぱく質」**と、**「大豆製品に含まれる植物性たんぱく質」**の両方を食べれば、細かく気にしなくてもバランスよくとることができます。

1日に食べたいたんぱく質の量の目安は、「体重1kgあたり1g」で、**体重50kgなら50gのたんぱく質が必要になる**、という計算です。

ところが、鶏肉を50g食べたら今日の分はクリア！とはなりません。鶏肉50gに含まれているたんぱく質の量は、およそ10g。さらに、焼く、煮るといった加熱と消化の過程で含まれる量は半減し、4～5gほどしかとれないからです。

1日にとりたい量の目安は、たとえば**肉（牛、豚、鶏）100g、魚介類100g、卵1～2個、納豆1パック、豆腐半丁（150g）、豆乳200cc、モッツァレラチーズ20g**、となります。

これで1日分の量なので、**1日3食のごはんの中で振り分けて食べる意識を持ちましょう**。

たとえば朝食で卵、昼食に魚、夕食で豚肉、という具合です。

また肉や魚の動物性たんぱく質だけにかたよらないように、冷ややっこ、厚揚げの煮物など、大豆製品をサブおかずとして組み合わせるようにしましょう。すると**1食に（最低でも）2種類のたんぱく質のおかず**が入って、かたよることなくいろいろな食材を食べられます。

◆「加工食品」よりも「素材そのもの」を

扱いやすいハムやベーコンなどの加工肉は、たんぱく質としてカウントするには、ちょっと注意が必要。なぜなら**ハム、ベーコン、ウインナー、チキンナゲットなどは肉というよりは加工食品**で、加工の過程で含まれる栄養素も減っており、小麦粉や砂糖、調味料が使われていることも多いため、素材そのものとしてはたんぱく質を十分とることができません。

加工食品を活用するのはときどきにして、できるだけ「素材」を調理したものを食べて、しっかりたんぱく質をとりましょう。

また「素材」で食べるほうが栄養的におすすめしたい理由が、もうひとつあります。たとえば豚肉を使った場合、たんぱく質はもちろんとれますが、ビタミンB群やミネラルも含まれているため、一度でいろいろな栄養素をとることができて、とても効率のよい食べ方となります。

しかも、**たんぱく質のおかずをメインに考えて食べるようにすると、ごはんや麺類を減らしたり、食べなかったりしても腹持ちがよいので満足感が高まります。**自然と糖質過剰の食事パターンから、糖質ＯＦＦに切り替えられるので楽ちんです。

ワンポイント！

たんぱく質は１食に２種類以上

【脳のエネルギー（神経伝達物質）はたんぱく質でできている】

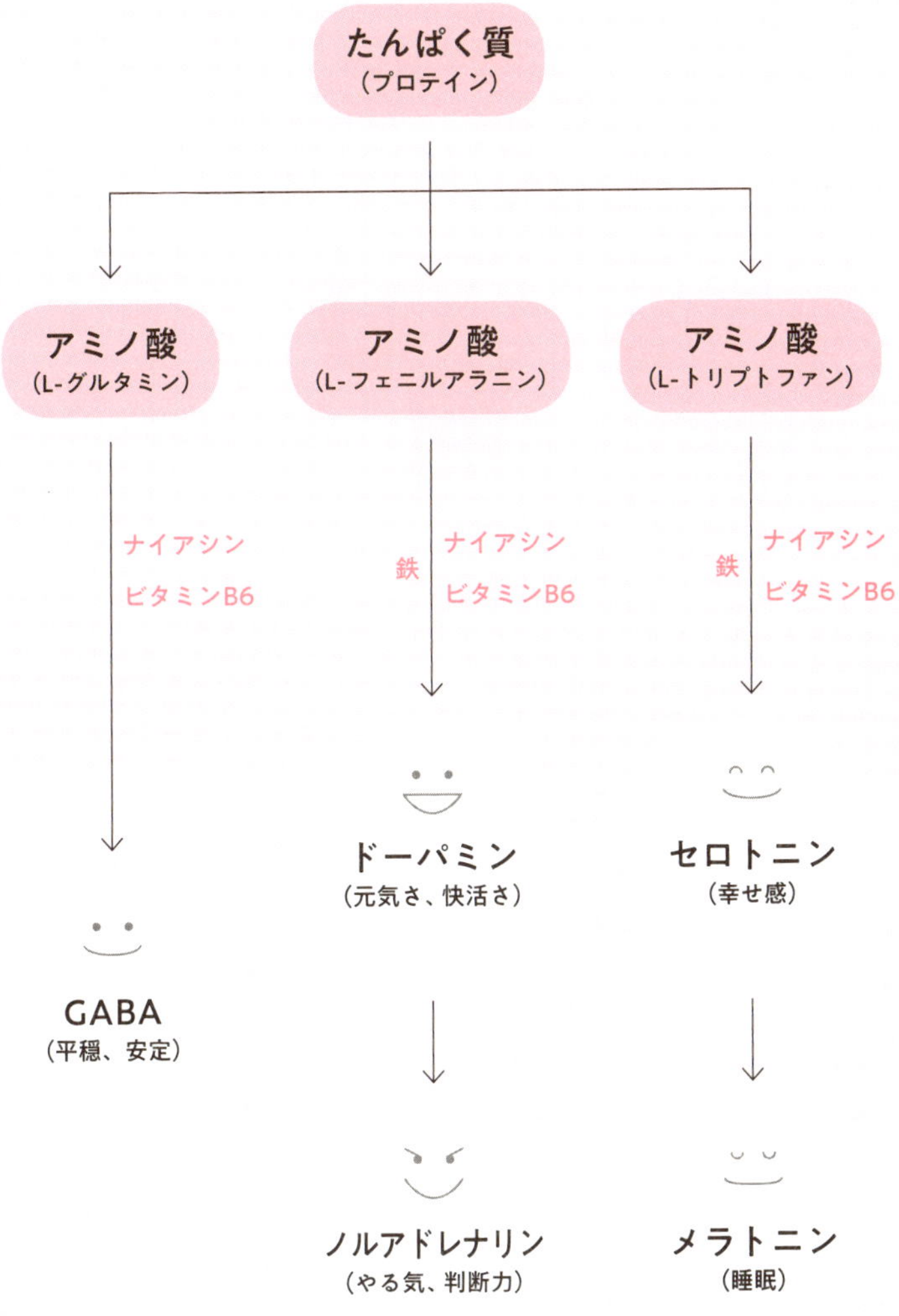

エントリー NO.2

鉄

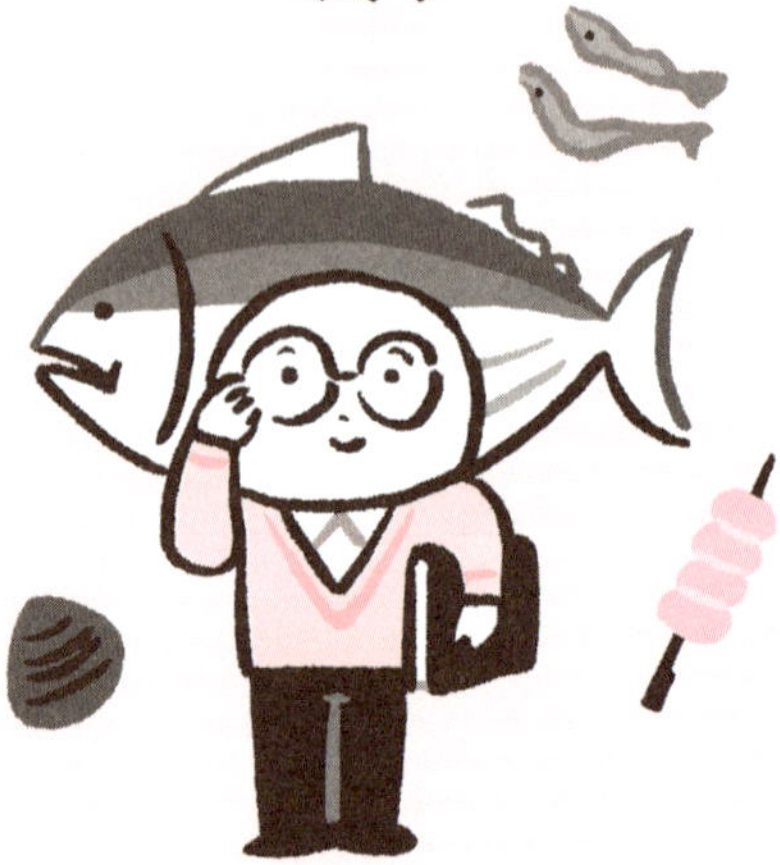

含まれるおもな食材

レバー、牛肉、豚肉、鶏の砂肝、かつお、あさり、煮干し、ひじき、大豆製品、小松菜、大根の葉、菜の花、ほうれんそうなど。

どんな働き？

鉄はミネラルの一種で、たんぱく質やビタミンなどと協力しながら、さまざまな体と心の機能を動かす重要な働きがあります。

❶酸素を体のすみずみまで運ぶ（ヘモグロビンの原料となる）。
❷骨、皮膚、粘膜をつくる材料となり、新陳代謝にも関わる。
❸コラーゲン合成を働きかけ、肌をプルプルにする。
❹免疫力を高める（白血球の働きを促す）。
❺頭の回転やひらめき、情動や意欲をコントロールする（脳内ホルモンを合成する必須成分である）。
❻活性酸素を消去する。

PART1のチェックテスト（48ページ）にあるように、鉄は全身の働きに関わっており、**血液に関係した働きだけが鉄の役割ではない**ことがよくわかります。女子が気になる、美肌をつくるコラーゲン合成をするには、たんぱく質とビタミンC、そして鉄が必須で、これらがそろってはじめてぷるぷるの肌に整います。**毛穴、シミ、目の下のクマ、あごの下のにきびの改善にも鉄が活躍する**ため、メイクで隠すよりも、まず鉄をとって肌細胞から元気にするほうがずっとキレイになれます。

鉄は「骨」も強くする

鉄はコラーゲン合成を促す栄養素ですから、**骨や粘膜も鉄によって強くなります**。粘膜はなんとなくわかるけれど、骨はカルシウムではないの？　と疑問に思った人もいると思います。たしかに骨にとってカルシウムは、建物でいうところのコンクリートの強度に関わるため、カルシウム不足では骨がもろくなります。そうならないように骨密度を調べるわけですが、最近のデータでは、骨密度が問題なくても骨折しやすくなることがわかってきたのです。

【骨の構造】
（鉄筋コンクリートにたとえた場合）

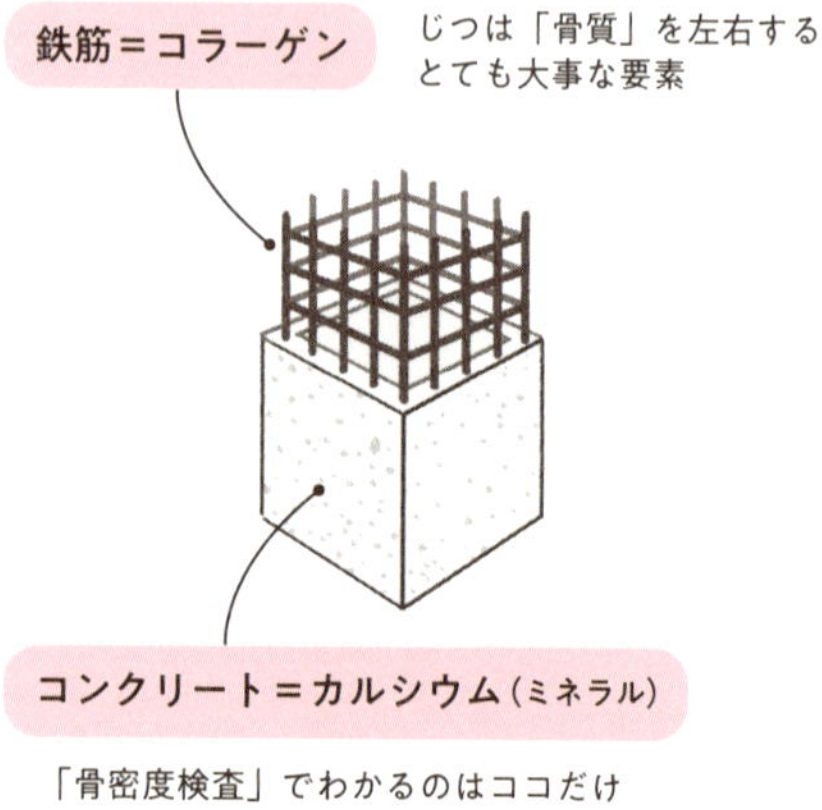
鉄筋＝コラーゲン
じつは「骨質」を左右する
とても大事な要素
コンクリート＝カルシウム（ミネラル）
「骨密度検査」でわかるのはココだけ

それはコンクリートの強度を支える、鉄筋の強さ＝骨質も骨の健康に関わっているからです。骨質とはズバリ、「骨のコラーゲン部分」。**コラーゲンはたんぱく質とビタミンC、鉄がそろって合成が促されるのですから、カルシウムだけでは骨の健康を保てない**というのが、最近の常識となっています。

先ほど軽くふれましたが、鉄不足からさまざまな不調に悩む女子は多いはずなのに、会社や自治体の健康診断では不調の原因を診断されることがほとんどありません。しかも鉄不足の指標になる、一般的な血液検査で「鉄欠乏性貧血」と診断がついたときは、心療内科的には遅すぎるのです。これだけの症状があらわれているときには、すでに体内の鉄の残量は空っぽになる直前まで追い込まれているからです。

貧血検査では、血液中のヘモグロビンの濃度を調べており、濃度が基準値内であれば「貧血の問題なし」となります。ところが鉄不足になると、体は十分な赤血球をつくれない分、血液を濃縮させて表面的な数値を上げて機能できるようカバーするのです。つまり**貧血検査では濃縮された血液で調べるため、とりあえず貧血はなしとなってしまいます**。しかし実際は、見かけ上は大丈夫なようにつくろっているだけ。そのうち、体内にあるわずかな鉄を動員することすらできなくなって、ギリギリの状態まで不足が続くとやっと「鉄欠乏性貧血」とわかるのです。

ここまで鉄不足を悪化させないためには、「鉄欠乏性貧血」の前段階である「潜在性鉄欠乏性貧血」で気づいて、鉄を補給しなくては間に合いません。48ページのチェックテストで当てはまる項目が多い人ほど、貧血の診断が出ていなくても「潜在性鉄欠乏性貧血」になっています。**いわば「隠れ貧血」なのです**。

「潜在性鉄欠乏性貧血」かどうかは、内科や婦人科などで**「血清フェリチン値」**を調べるとわかります。フェリチンとは鉄を蓄えるたんぱく質のことで、健康診断の項目には入っていない検査となります。**貧血の可能性がある場合は保険適用で検査することも可能**なので、行きつけの医療機関で相談してみるとよいでしょう。

〈食べ方のポイント〉

鉄分には、レバーなどの動物性食品に含まれる「ヘム鉄」と、大豆製品やひじき、小松菜など植物性食品に含まれる「非ヘム鉄」の2種類があります。ちがいは体内への吸収率の差で、ヘム鉄は10～30％に対して非ヘム鉄は5％以下です。効率よく鉄をとるためにも、肉や魚を意識してたくさん食べるようにしましょう。

◆鉄とビタミンCはセットでとる

また、もともと吸収率の悪い鉄を、バックアップする方法があります。

それは吸収率を高める、ビタミンC豊富な食材とセットで食べること。

肉や魚にレモンをしぼって食べる、というのがいちばんシンプルな方法で、塩味の焼き鳥にレモン、というのがわかりやすいと思います。またビタミンC豊富な野菜と組み合わせて調理すれば、栄養的にもバランスよくとることができます。

さらに料理の味つけに、酢などの酸味、スパイスなどの辛みを加えると吸収率が

高まります。酸味や辛みの成分は胃の粘膜を刺激して、胃酸の分泌を促してくれるため、鉄がより吸収されやすくなります。もうひとついいことに、**調理の際にレモンをかけると、肉や魚を焼くことによって生ずるコゲ＝最終糖化産物を減らすことができるのです**。まさに、一石二鳥。ただし、焼く前にかけてくださいね。

反対に、鉄の吸収率を阻害する食べ物もあるので、食べすぎないように気をつけましょう。植物性の非ヘム鉄の場合は、玄米や雑穀米、豆類の外皮に含まれるフィチン酸と鉄分が結びつくと、吸収されにくくなります。

またコーヒーやお茶に含まれるタンニンも、非ヘム鉄の吸収を妨げます。そのため、植物性食材の非ヘム鉄を期待するのなら、これらを一緒にとるのは避けること。肉や魚のヘム鉄の場合は吸収を阻害しないため、ステーキを食べて食後のコーヒーを飲んでも大丈夫です。

ワンポイント！

鉄はレモンをしぼると吸収率アップ

エントリーNO.3

ビタミンB群

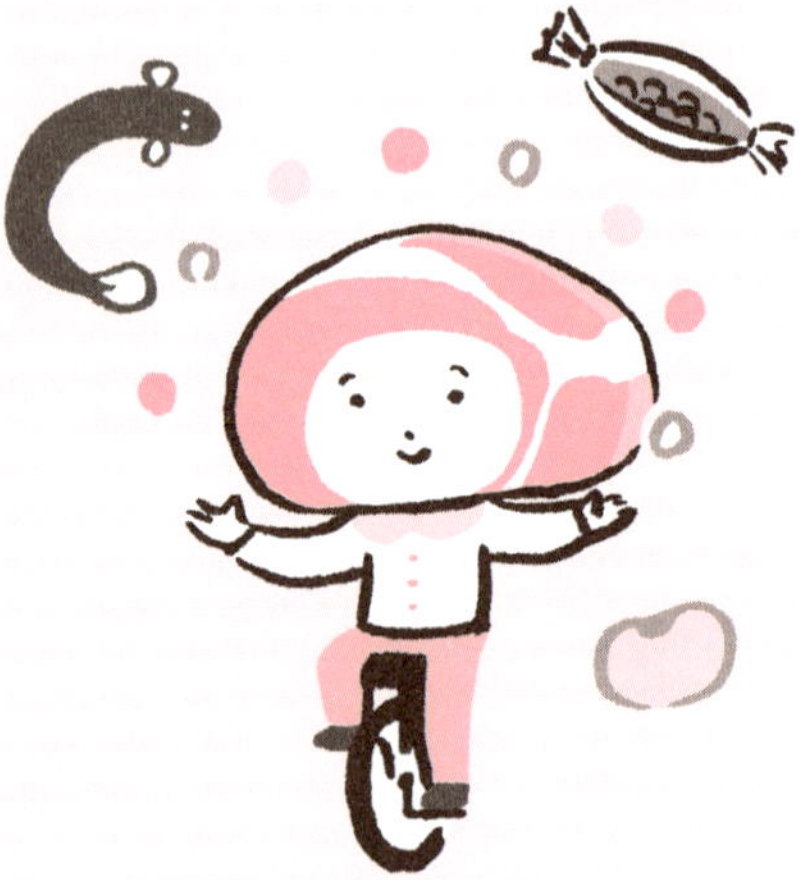

含まれるおもな食材

豚肉、うなぎ、レバー、まぐろ、さんま、あさり、納豆、菜の花、枝豆など。

どんな働き？

“三大栄養素を代謝してエネルギーに変える”という大切な働きがあり、ビタミンB群がなければ元気に活動することも、気持ちを安定させて集中することもむずかしくなってしまいます。

心と体のスタミナの素がビタミンB群、というわけです。

ビタミンB_1、B_2、B_6、B_{12}、ナイアシン（ビタミンB_3）、パントテン酸、葉酸、ビオチンの8種類の複合体がビタミンB群で、お互いに協力し合って働く特徴があります。

ビタミンB群のそれぞれのおもな働きを簡単にまとめると、次のようになります。

- **ビタミンB1** 糖質をエネルギーに変える、集中力や記憶力に関係する
- **ビタミンB2** 脂質をエネルギーに変える、脳と肝臓の働きに関係する
- **ナイアシン** たんぱく質、脂質、糖質の分解に関係する、気持ちを安定させる
- **パントテン酸** たんぱく質、脂質、糖質をエネルギーに変える
- **ビタミンB6** 神経を落ち着かせる、たんぱく質、脂質をエネルギーに変える
- **ビタミンB12** 集中力を高める、バイオリズムの調整に関わる
- **葉酸** ビタミンB12と一緒に遺伝子の合成に働き、妊娠初期に必要な栄養素
- **ビオチン** 肌を健康に保つ、白髪、脱毛の予防に役立つ

8個も種類があるため、こんなにとれるのか心配になるかもしれませんが、**動物性たんぱく質の食品に幅広く含まれており**、不足しにくい栄養素だと考えられていました。

ところが最近では、食品に含まれる量が低下したり、糖質にかたよった食生活が増えて代謝のために必要とされる量が増加したりする傾向から、ビタミンB群不足

を疑われる人が増えています。とくに疲れやすい、イライラする、肌トラブルが多いなどに悩んでいるときは、ビタミンB群不足の可能性大。**お酒を飲む機会が多い人、飲み会のシメにラーメンやスイーツを食べてしまう人**も、アルコールと糖質の代謝のためにビタミンB群を無駄使いしているので、意識してとる必要があります。

〈食べ方のポイント〉

一つひとつの働きを見ていくと、脳の活動やエネルギーをつくるために欠かせない働きがいくつもあります。しかもどれかひとつだけでは働きが発揮できないため、全種類セットでとりたい栄養素です。

全部必要となると、なにを食べればいいのかむずかしそう……、と不安になるかもしれませんが、むずかしいことはありません。ビタミンB_1は○○○、葉酸なら△△△と個別に考えなくても、**ビタミンB群が含まれる食材をかたよらないようにいろいろ選ぶ**ようにすれば、結果的にバランスよくとることができます。

要するに、動物性たんぱく質と植物性たんぱく質、どちらも食べれば解決です。

またビタミンB群は水溶性ビタミンのため水に溶けやすく、加熱に弱いという性質があります。どうしても調理の過程で栄養素が失われてしまいますが、上手に食べるコツがあります。

たとえば**豚肉を玉ねぎ、長ねぎ、にらと一緒に調理すると、ビタミンB_1の吸収率がアップします**。玉ねぎなどに含まれるアリシンが組み合わさると、ビタミンB_1がアリチアミンという物質になって吸収を高めて、加熱による損失を抑えてくれるのです。

お酒を飲む人は、ナイアシンがアルコール代謝で生まれる副産物のアセトアルデヒドの分解に使われるため、ビタミン群豊富なおつまみを食べながら飲みましょう。二日酔い予防にも役立ちます。

ワンポイント!

ビタミンB群は
たんぱく質をとれば一緒についてくる

エントリーNO.4

ビタミンC

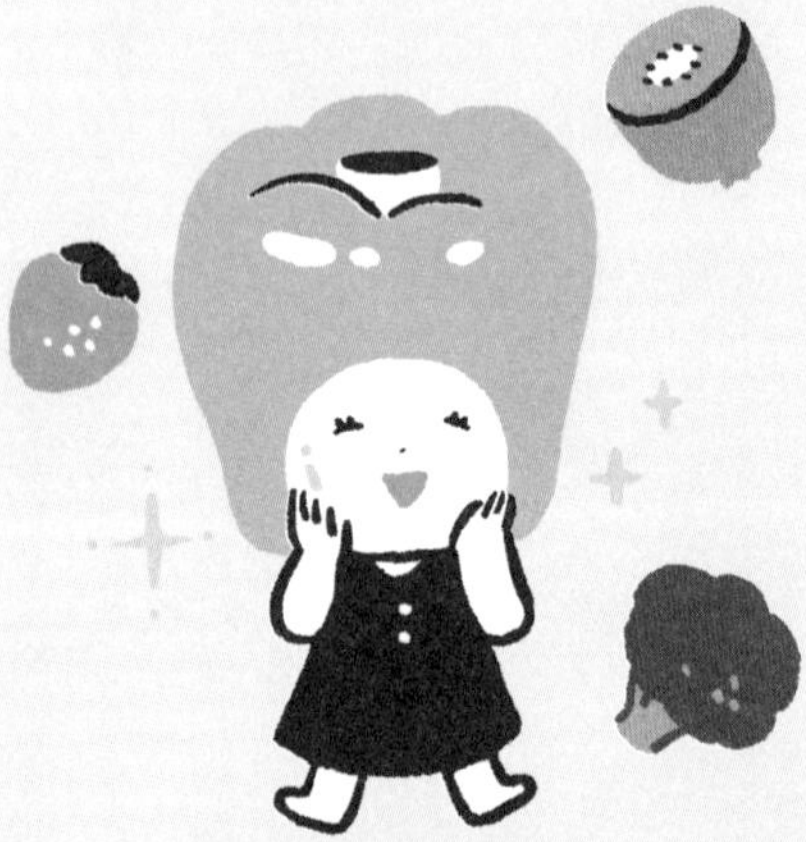

含まれるおもな食材

パプリカ、ゴーヤ、ブロッコリー、菜の花、かぶの葉、いちご、みかん、キウイフルーツなど。

どんな働き？

"美容のビタミン"というイメージがあるのは、コラーゲン合成に欠かせないから。たんぱく質、鉄と一緒に働いてコラーゲン合成を促し、ハリのある美肌をつくるほか、しなやかな血管、強い骨と関節、丈夫な粘膜をつくります。シミの元となるメラニンの生成を抑えてシミを薄くしたり、シミをできにくくしたりします。

脳の活性化にも関わっていて、脳内ホルモンのノルアドレナリンの合成を助ける働きがあります。また抗ストレスホルモンの副腎皮質ホルモンの生成にも必要になるため、ストレス対策にもたくさん使われています。

右ページで挙げた働きのほかにも、抗炎症作用によるアレルギーや切り傷などの改善、骨折などのけがの回復に役立つ、**白血球の働きを活性化して免疫力を高める**ことから風邪予防にはビタミンC、ともいわれます。

活性酸素を消去する高い抗酸化作用もあり、ビタミンAとEの3つで**「ビタミンACE(エース)」**と呼ばれ、抗酸化ビタミンとして注目されています。

がんの予防や改善にも活用されており、さらに抗酸化の働きで、使いものにならなくなったビタミンEにビタミンCが働きかけると、ビタミンEを再生させるという驚きの活躍をします。

〈食べ方のポイント〉

これだけ多くの働きをするビタミンCですが、人間は体内で合成することも、蓄えることもできないため、毎回の食事からこまめにとる必要があります。一度にたくさんとっても、不要な分は尿や汗から排せつされるため、たっぷりとれば今日の分は大丈夫、というわけではありません。

朝昼夕、3回に分けて野菜のおかずを組み合わせるようにします。

ビタミンCは水溶性ビタミンのため、水に溶けやすく、加熱調理で50〜60%も失われてしまいます。

生のまま、サラダで食べるととりやすいのですが、必要な量を食べることがむずかしくなります。

加熱すればかさを減らして量を食べられますが、**損失の多い炒め物やゆで調理よりは、調理の影響が少ない蒸し物やレンジ調理をして、できるだけビタミンCを残す調理法を工夫しましょう。**

◆フルーツは果糖の少ないものを選ぶ

生で食べられるフルーツは、ビタミンC補給にぴったりなのですが、ひとつ気をつけたいのがフルーツに含まれる「果糖」の影響です。果糖は吸収されるときに代謝経路の関係で肝臓に負担をかけやすく、フルーツはヘルシーと思って食べすぎると脂肪肝のリスクを高めることがわかっています。

さらに、73ページで糖質過剰によって起きる糖化の恐怖について書きましたが、果糖はブドウ糖より7〜10倍も早く糖化が進むため、**フルーツをとりすぎれば老化が早く進むと考えてください。**

野菜不足を補うためにと、野菜ジュースやスムージーをいつも飲んでいる人も要注意！　手軽にさっととれる野菜ジュースやスムージーは、**ジューサーにかけることで、食材そのものに含まれる食物繊維が粉々に粉砕されて、食物繊維のよい働きをゼロにしてしまいます。**

食物繊維には便秘解消によい、腸内環境を整えるなどよく知られた働きのほかに、**「果糖の代謝のスピードをゆるやかにする働き」**があります。カットしたフルーツをかんで食べると食物繊維をとれますが、飲み物にしてしまうと果糖は猛スピードで吸収されていき、血糖調節が不安定になって機能性低血糖が起きる、脂肪が増える、糖化が進むなど、悲しい展開が待ち受けています。

フルーツからビタミンCをとりたいときは、果糖の少ない種類をよくかんで食べましょう。

フルーツには果糖の少ないおすすめのものと、果糖が多く減らしたい種類があるので、覚えておくといいですね。

〈果糖が少ない果物〉
レモン、アボカド、さくらんぼ、ココナッツ、パパイヤ、アサイー、キウイフルーツ、いちご、みかん、ラズベリー　など。

〈果糖を多く含む果物〉
バナナ、メロン、マンゴー、柿、桃、梨、シロップ漬けのフルーツの缶詰（モモ缶、パイナップル缶など）、ドライフルーツ　など。

バナナやマンゴーをどうしても食べたいときは、がんばった自分へのごほうび用など特別なときのお楽しみにしたり、量を少なくしたりして、果糖の誘惑に負けすぎないようにしましょう。

また、日本人の食卓になじみの深い果物のりんごは、柑橘類と比べると果糖が多いので、食べるなら1～2切れ程度がおすすめです。

ワンポイント!

サビたくないならビタミンC

スタミナドリンクを飲めばOK…じゃない

PART1とPART2では、女子が不足しやすい栄養素の種類と働きについてお話をしました。「たんぱく質、鉄、ビタミンB群、ビタミンC」の4つが、意識してとりたい栄養素ということがわかったと思います。

4つの栄養素は特別なものだったでしょうか？　いいえ、ちがいますよね。「全身の働きのベースとなりエネルギーをつくるもの」、「脳や体の細かい機能をスムーズに進めるために働いているもの」、「病気やけがから体を守る働きに必要なもの」、「やる気を起こさせたり、落ち着かせたり、気持ちの動きを整えるもの」など、どれも私たちが生きていくために必要な、絶対に不足しては困る基本の栄養素です。

もちろん全身の機能を整えるためには、まだほかにも大切な栄養素はありますが、**今、女子が優先すべき栄養素こそがこれら4つなのです**。

なぜ4つの栄養素が重要なのかといえば、まずは基礎さえ整っていれば、これまで取り上げてきた心と体の不調の改善につながります。**ベースとなる働きがきちんと回ってさえいれば、そう簡単にへこたれることはなく、エネルギー不足になりにくいのです。**

一方で、ベースがきちんとしていなければ、肌の調子が悪いからといって美肌のサプリメントを試したり、疲れをとるためにスタミナアップのドリンクを飲んだりしても、その効果はあまり期待できないのです。栄養素の働きに関していえば、困ったときのお助けアイテムだけで即解決！　できるほど、心身のメカニズムは単純ではありません。いろいろな代謝のシステムが組み合わさり、助け合って機能しているため、**基礎がガタガタの状態ではプラスαの効果はうまく働くことができないのです。**

まずは基礎となる栄養素をとって、受け止めるベースが整えばサプリメントの働きも機能してくるはずです。これら栄養の基礎を整えることは、将来、妊娠、出産を考えたときにも必ず役に立つ有効な食べ方です。

今からでも遅くはありませんから、さっそく始めてみましょう！

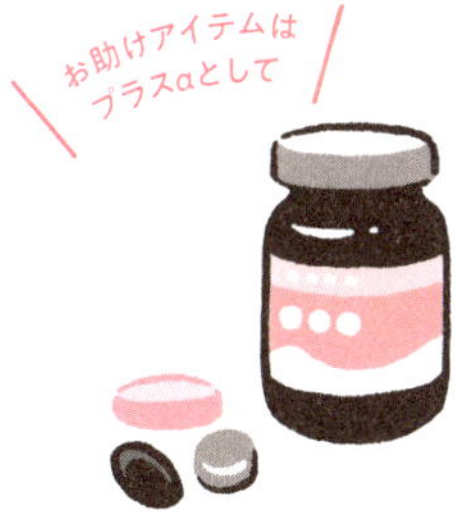

それでも改善しないときは腸にカビが生えているかも!?

突然ですが、お風呂場などの水回りにカビを発見するとゆううつになりますよね……。なんと、カビが生えるのは水回りに限りません。

季節に関係なく、**食習慣で腸内にカビが生える**ことがあり、そのために体にさまざまなトラブルを抱えている人が増えています。

腸内にはいろいろな腸内細菌がいて、その中に「カンジタ」というカビの一種がいます。腸内細菌のバランスが整っているときはよいのですが、バランスが崩れるとカンジタが増えて腸粘膜のバリア機能が低下し、消化吸収、毒素の排せつ、免疫といった腸の大切な機能が損なわれてしまうのです。

つまり、食事のバランスに気をつけて栄養をとっているのに体調がよくならないときは、**せっかくとった栄養素が消化吸収できない**ために、一向に改善できない可能性が考えられるのです。その最たるものが、腸に生えたカビのせいです。

◆"甘いものがやめられない"原因はコレ！

カビが生える原因は、腸の中も水回りもほとんど同じ。腸内の場合は砂糖などの精製された糖質がエサとなってカンジタがどんどん増えます。そう、カンジタは甘いものが大好きなのです。パンにカビが生えることと同じですね。

スイーツや菓子パン、ジュースや砂糖入りの清涼飲料水をとり続けると、その糖分をエサにカンジタがどんどん増殖して、腸粘膜が弱くなり次第に薄くなる不調があります。リーキーガットシンドローム（ＬＧＳ）といって、最近注目されている症候群です。

またＬＧＳの原因には、糖質の「小麦粉」も関係しています。**女子が大好きな総菜パン、スイーツパンやパスタに含まれる小麦粉には、グルテンという、人が消化できない難消化たんぱく質が含まれており、カンジタと同じように腸粘膜を荒らす犯人です。**

すでに欧米では、アスリートやモデル、シンガーなどのセレブがグルテンフリーの食生活を実践していて、美容と健康のために食べ方を変えています。日本でも、ときどき「グルテンフリー」の食品の表示を見かけることがあると思います。

困ったことに、**カンジタが増殖すると本人の意志を押しのけて、甘いものへの欲求が高まってつい食べてしまいます**。腸内には免疫やホルモンをつくる司令塔があるため、腸内環境が悪くなるとカビに支配されてしまいます。つい、甘いものを食べる欲求に負けてしまうのは、あなたが悪いわけでも意志が弱いわけでもなく、腸に生えたカビのせいかもしれないのです。

改善策は、簡単です。次のチェックテストの「悪い生活習慣」と反対のことを習慣にして、食べ方を変えること。

そして弱った腸粘膜を回復させるために、**腸粘膜を強くするビタミンAを含むうなぎ、レバー、緑黄色野菜、腸内環境を整える乳酸菌と食物繊維をとります**。そうすれば腸内環境が整い、カビの生えない強い腸粘膜を維持できます。

ワンポイント！

カビたくないならグルテンフリー、シュガーフリー

〈腸内のカビ状態（LGS）のチェックテスト〉

［生活習慣について］

□ストレスがある

□たばこを吸う

□お酒をよく飲む

□コーヒーや栄養ドリンクなどをよく飲む

□鎮痛剤や抗生物質を常用している

□スイーツや清涼飲料水など砂糖をよくとる

□ピルやステロイドを長期間使用している

［体調について］

□下痢、腹痛、消化不良、腹部膨満感がある

□頭痛、めまい、耳鳴りが起きやすい

□うつ症状、情緒不安定がある

□倦怠感や集中力の低下、記憶力の低下を感じる

□鼻炎、副鼻腔炎、気管支喘息などが起きやすい

□生理痛やＰＭＳがある

□筋肉痛や関節痛、しびれが起きる

□しっしんやにきび、アトピー性皮膚炎がある

□耳、肌、髪、膣、肛門がかゆい

よい油と悪い油のちがい、知っていますか？

「〝油〟はダイエットの敵！」「〝油〟をとると不健康になる！」

そんな情報をなんとなく信じて、肉や揚げ物を控えている女子は少なくないはずです。ところが、**油（脂質）も、体になくてはならない栄養素。**〝必須脂肪酸〟という言葉があるくらい、体の働きは、脂質によっても支えられているのです。体脂肪率にすれば約20～30％は脂肪が占め、脳にいたっては50％が脂質で組織されており、半分が脂肪、というわけです。

脂質は大切なエネルギー源

なぜこれだけ脂肪が必要かといえば、体は脂肪をメインエネルギーとして使っているからです。たとえば体重50kg、体脂肪率20％の人の場合、脂肪は10kgですがブドウ糖の貯蔵型であるグリコーゲンは250gしか蓄えられません。脂肪は1g＝9キロカロリー、糖質は1g＝4キロカロリーのエネルギーを作り出しますから脂肪10kgだと9万キロカロリーが蓄えられているわけで、糖質250gの1000キロカロリーよりはるかに多いのです。

これは人類の400万年という長い歴史の中で、**飢餓に耐えるために、脂肪を蓄えてエネルギーとして使う代謝システムで生きてきた**からです。もちろん糖質も使いますが、あくまでも非常用の予備タンクで、脂肪を燃やしてエネルギーにするための種火という役割なのです。

ほかにも、次のような重要な働きがあります。

❶全身に約37兆個ある細胞の細胞膜の原料になる。細胞膜がないと細胞は機能できない。
❷性ホルモンや生命維持、ストレス対応に使われる副腎皮質ホルモンの材料となる。
❸記憶を司る脳神経伝達物質のアセチルコリンの材料になり、脳の働きを円滑にする（認知症のひとつのアルツハイマー病では脳内のアセチルコリンの減少がある）。
❹体内の炎症をコントロールする。バランスが崩れると動脈硬化、アレルギーなどが起きやすい。

このように体を細胞レベルから元気にしているのが、「油」の働きです。しかし油ならなんでもよいわけではありません。

じつは体にとってよい油と悪い油があるのです。

油は選んで使う

よい油の代表は**オリーブオイルと魚の油（DHAとEPA）、亜麻仁油**です。

ドレッシングなど、**生で食べるならオリーブオイルや亜麻仁油を、炒め物や揚げ物の油などに使う場合はオリーブオイル**を使いましょう。オリーブオイルは一価不飽和脂肪酸という種類で、含まれるオレイン酸は酸化しにくく、ビタミンEやポリフェノールなどの抗酸化物質も豊富。活性酸素の発生を抑えるよい働きがあります。使う場合はより純度の高い、エクストラバージンオリーブオイルを選ぶとよいでしょう。

一般的によく使われるサラダ油のベニバナ油、コーン油、大豆油などのオメガ6系のリノール酸は、とりすぎるとアレルギーなどの症状に関係することが指摘されています。リノール酸は必須脂肪酸なのでまったくとらないことは問題なのですが、**米や大豆など多くの食材にすでに入っており、また加工食品の中にも植物油脂として入っている**ため、むしろとりすぎないように注意したい油となっています。

ちなみに、よく中華料理で使われるごま油はリノール酸と同じオメガ6系の油ですが、オレイン酸が含まれるためリノール酸だけの油よりはよい油といえます。

もうひとつとってほしいよい油は、魚の油です。魚の油は多価不飽和脂肪酸の中でも、オメガ3系の油です。DHAやEPAで血液サラサラ、脳の働きを高めることから記憶力や学習能力を高めることが期待されます。「魚を食べると頭がよくなる」というのは、魚の油が関係していたのです。

反対に、悪い油はマーガリンやショートニングなどのトランス脂肪酸です。

マーガリンはダメなの？　と驚かれる方も多いと思いますが、トランス脂肪酸は心疾患やがんのリスクファクターで、欧米ではすでに使用禁止されている国もあり、むしろバターのほうがずっと健康的です。輸入のお菓子などの成分表を見ると、トランス脂肪酸0という表記もあるので、気にかけて確認してみるとよいと思います。

このトランス脂肪酸、クッキーや菓子パン、ドーナッツ、ケーキなどのスイーツ、お総菜の揚げ物などに多く使われていて、気にしないで食べているとリスクも一緒に体の中に入っていきます。

肉や魚を食べずに、別腹だからとスイーツを食べているとどうなるでしょう？

体の働きに必要な脂質はとれずに、とりすぎると病気の可能性を高める脂質ばかりとってしまうことになります。大切なのはむやみに油をカットするのではなく、よい油を体の〝潤滑油〟として取り入れることです。

【よい油と悪い油】

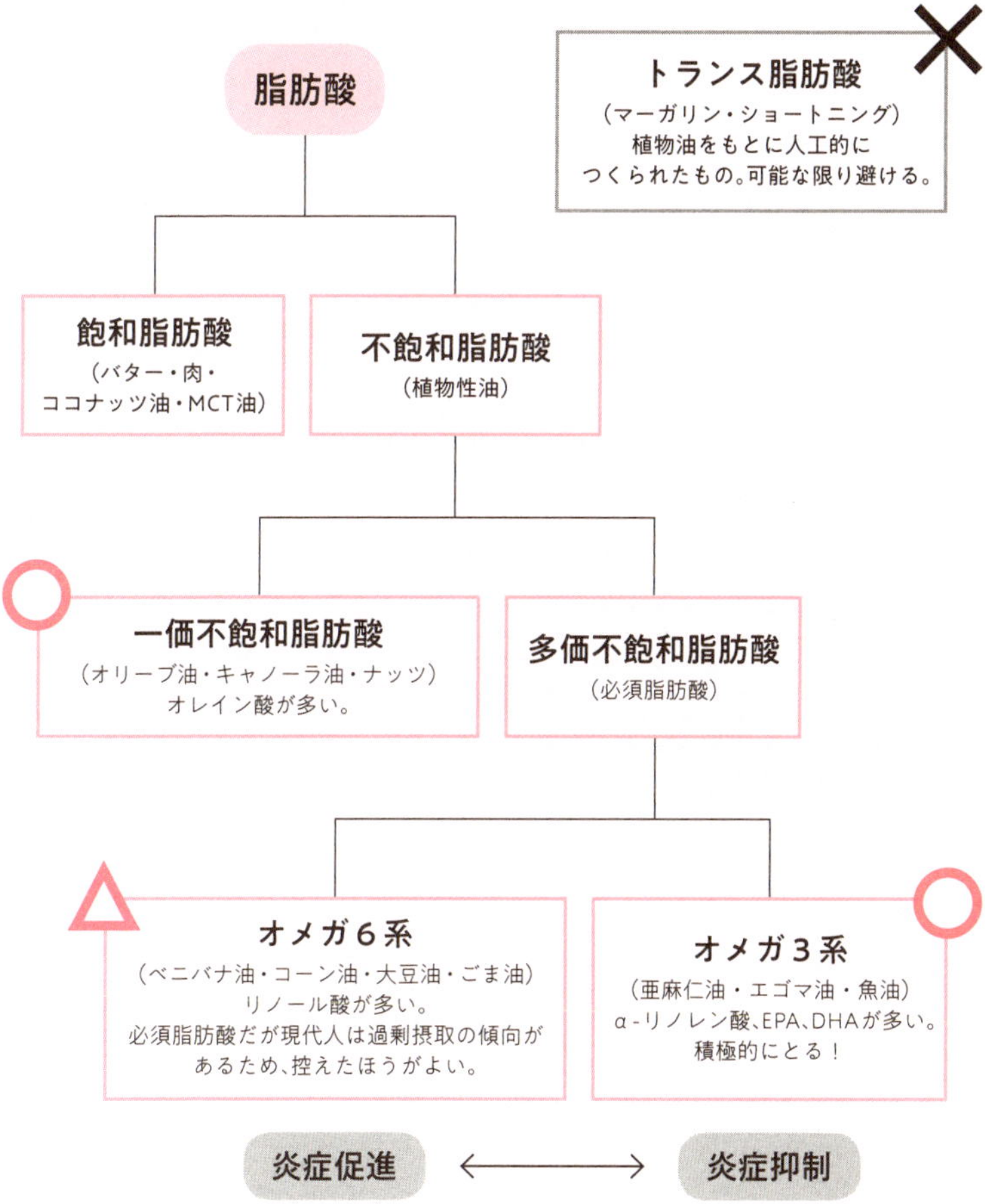
脂肪酸
トランス脂肪酸
（マーガリン・ショートニング）
植物油をもとに人工的に
つくられたもの。可能な限り避ける。
飽和脂肪酸
（バター・肉・
ココナッツ油・MCT油）
不飽和脂肪酸
（植物性油）
一価不飽和脂肪酸
（オリーブ油・キャノーラ油・ナッツ）
オレイン酸が多い。
多価不飽和脂肪酸
（必須脂肪酸）
オメガ６系
（ベニバナ油・コーン油・大豆油・ごま油）
リノール酸が多い。
必須脂肪酸だが現代人は過剰摂取の傾向が
あるため、控えたほうがよい。
オメガ３系
（亜麻仁油・エゴマ油・魚油）
α-リノレン酸、EPA、DHAが多い。
積極的にとる！
炎症促進
炎症抑制

PART
3

やってみる！ごはんルール

さあ、今日からなに食べよう？

では実際にどんなものを食べれば、お疲れ女子を元気にするメニューに改善できるのか、例を挙げながら進めていきましょう！

ポイントは左ページの３つです。

最初から完璧にやろうとすると、挫折してしまいがちです。食べ方を変えてから、心と体に変化を実感できるようになるまでにはおよそ3か月かかるため、無理をしないように自分がやりやすいルールから始めて、できることを増やして続けていきましょう！

慣れるまでは食べたい気持ちがなかなか消せないものですが、続けていくうちに糖質を減らしてもエネルギーが回る代謝システムに切り替わっていきます。そうなれば、しめたもの！　あれ？と自分で不思議になるくらいに体調に変化が起きてきます。

1

たんぱく質をメインに食べる

たんぱく質、鉄、ビタミンB群をまんべんなくとるためには、やはり！ **いちばん食べるべきものは「たんぱく質を含む食材」**のほかにはありませんね。肉や魚、卵などの動物性たんぱく質と、豆腐や納豆などの植物性たんぱく質を組み合わせれば、お腹も心も満たされます。

2

野菜はさまざまな種類をバランスよく

ビタミンCは、緑黄色野菜とその他の野菜を組み合わせて食べてください。フルーツは果糖の影響をなるべく減らしたいので、104ページにあった果糖の少ないフルーツを選んでビタミンC補給に活用しましょう。鉄やビタミンB群は野菜にも含まれているため、当たり前のようですがいろいろな食材を食べれば、結果的にバランスがとれます。

3

糖質は控えめに

もうひとつポイントとなるのが、**糖質過剰を防いで血糖調節に負担をかけないように食べること**。血糖値がアップダウンしなければ、精神的にも安定し、肥満予防にもなります。

＼ まずはココから！ ／

For ビギナー

ごはんルール

❶ 1食で2種類以上のたんぱく質を食べる。

献立はたんぱく質を中心に組み立てること！

❷ 主食はGI値の低いものを選ぶ。

124ページ参照。量は控えめを心がける。

❸ 糖質をとるときは必ず「具沢山」で。

トッピングや混ぜ物を多くして血糖調節に負担をかけないようにする。

❹ 野菜はかさを減らしてたっぷりとる。

スープや炒め物、レンジ加熱の温野菜などを活用する。

❺ 腸内環境を整える「食物繊維」「発酵食品」も忘れずに。

野菜・きのこ類・海藻類などの食物繊維、みそ・しょうゆ・漬け物などの発酵食品を。

❻ 「酢」を使ったおかずを積極的に食べる。

酢の物などをサブおかずにするのがおすすめ。

❼ 食べる順は「食物繊維豊富な副菜」→「主菜」→「主食」。

サラダやおひたしなどを食べてからメインディッシュ、最後にごはんを。

❽ 油はよい種類を選んで使う。

加熱調理ならオリーブオイル、バター、ラード、ココナッツオイル。
生食ならオリーブオイル、亜麻仁油、エゴマ油、ココナッツオイル、MCTオイル。

❾ 夕食は糖質を食べない。

夕食では主食を抜くと決めよう。

❿ 甘い間食を控える。

スイーツやスナック菓子を控え、飲み物も甘い清涼飲料水は飲まない。

◆おかずから献立を考える

まず、献立の組み立て方を根本から変えましょう。主食（糖質）に主菜（たんぱく質）、副菜（野菜など）を添えるのではなく、**主菜のたんぱく質のおかずがメインで、そこに副菜、主食が添えものとなります。**まず前菜やスープがあり、メインディッシュは肉や魚料理、パンは添えものという、フレンチのフルコースと同じ考え方です。

おにぎり、パスタといった糖質の単品メニューは控えて、**おかずの品数を増やすことで、糖質の量を減らしていきます。**たんぱく質のおかずを多く食べるようにすると、ごはんを減らしてもお腹いっぱいになって十分満足できます。

しかもたんぱく質は腹持ちもよいため、糖質を減らしてもつらい気分にはなりにくいというメリットがあります。いわゆるカロリー制限のダイエットのように、量を減らすとつらくて食べた気がしない、といった悩みが起きにくいのです。たんぱく質たっぷりメニューを実践すれば、そのまま糖質制限もできる一石二鳥の理想メニューとなります。

もうひとつ糖質過剰を解消する上でポイントになるのが、糖質＝主食を控えめにしても、たんぱく質とよい脂質（112ページ参照）を意識して食べていると、必要なエネルギーもちゃんととれるということ。

たとえばごはん1膳150g分（約250キロカロリー）は、卵1個と魚の水煮缶、豆腐1丁とオリーブオイル大さじ1で同等のエネルギーとなります。オリーブオイルは、サラダや豆腐などにかけるだけで糖質OFFしながら栄養もエネルギーもとれるため、おすすめの食べ方のひとつです。

糖質を控えた食事を始めるときに間違えやすいのは、これまで食べていたごはんなどの糖質をカットするだけのメニューが糖質制限だと思っていること。でも、ここまで読んできたみなさんは、ちがうということに気づいていますよね。

糖質制限は糖質の食べすぎを抑えて、その分たんぱく質のおかずを追加して必要なエネルギーを確保します。**控えたごはんの分は、冷や奴やツナサラダなどもう一つたんぱく質のおかずを必ず追加**して、おかずがメインになるように意識して食べましょう。

◆GI値の低い食品を選ぶ

糖質の食品を食べるときは、食べたときにどのくらい血糖値が上がるかを数値化した、GI値（グリセミック・インデックス）を目安にすると、なにを食べるとよいのか、わかりやすくなります。次のページの表を参考にしてください。

選び方としては、**GI値が60以下の食品にすれば太りにくく、心身のバランスにも影響しにくくなります**。白米よりは雑穀米、じゃがいもよりはトマトという感じです。

また、置き換えメニューにすることも可能です。麺類には小麦粉を使わないこんにゃく麺などがありますし、糖質OFF食材の種類も増えてきました。スイーツにも糖質を抑えた商品も増えてきているので、甘いものが食べたいときは、上手に活用していきましょう。

【おもな食品のGI値（ブドウ糖を100としたもの）】

60以下：低値　60～70：中等度　70以上：高値

餅	85
精白米	84
胚芽米	70
玄米（五分づき）	58
玄米	56
食パン	91
ライ麦パン	58
全粒粉パン	50
うどん	80
そうめん	68
スパゲティ	65
十割そば（そば粉100%）	59
肉類	45～49
魚介類	40前後
豆腐	42
納豆	33
おから	35
卵	30
豆乳	23

アボカド	27
じゃがいも	90
さつまいも	55
とうもろこし	70
いちご	29
トマト	30
きゅうり	23
キャンディ	108
菓子パン	95
チョコレート	91
アーモンド	30
ピーナッツ	28
コーヒー	16
緑茶	10
紅茶	10
白砂糖	110
黒砂糖	99
はちみつ	88
みりん	15

◆食べ方で糖の吸収をゆるやかに

食べる順番や食べ方の工夫でも、低血糖を防ぎましょう。最初に野菜や海藻などの食物繊維のおかずから食べると、糖の吸収をゆるやかにできます。次にたんぱく質、最後にごはんです。

酢にも糖の吸収をゆるやかにする働きがあるため、酢の物などもおすすめです。

糖質を食べるときは白米なら海苔、カットワカメ、ごま、納豆、じゃこなどをトッピング。ラーメンやパスタなら卵、野菜、チャーシューなど具沢山にすると血糖値の上昇がゆるやかになります。塩むすび、素うどん、ペペロンチーノなどはＮＧです。

糖質は朝と昼で食べて、夜は抜くプチ糖質ＯＦＦを始めましょう。大好きな間食は、食べてもＯＫな種類に切り替えます。

それでは、具体的にメニューの例を見ていきましょう。

Breakfast

朝食の役割って？

朝は前日の食事からなにも食べていないため、エネルギーが残っていない状態です。朝ごはんを食べることで、体温が上がって代謝も上がり、体が活動モードに切り替わります。脳内ホルモンを合成するたんぱく質をとると、頭をシャキッ！と動かすことができます。1日の始まりとして必ず食べましょう。

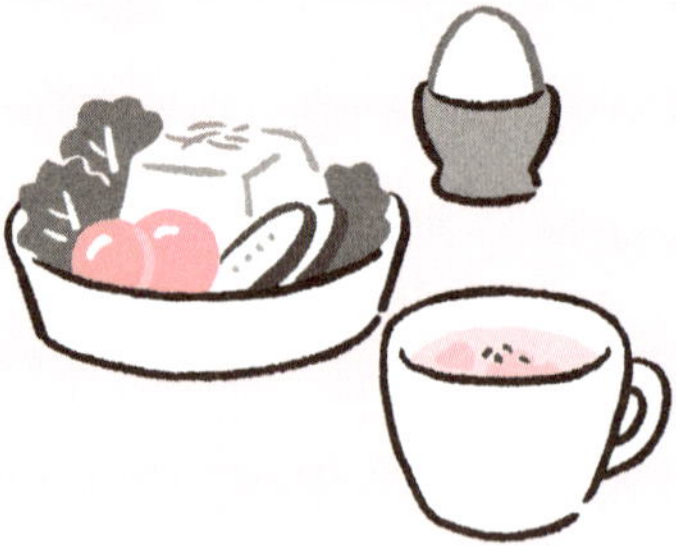

メニュー選びのポイント

朝もたんぱく質を2種類、糖質は少なめにします。ゆで卵は手軽に作れますから、とてもおすすめです。朝起きて、ゆで卵を作りながら顔を洗ってメイクをするなど、「ながら作業」ですれば時間の節約になります。朝は忙しいと思いますので、インスタントのみそ汁や具沢山のスープ、缶詰など、すぐ食べられるものをチョイスすると無理なく続けられます。

[Menu 1]

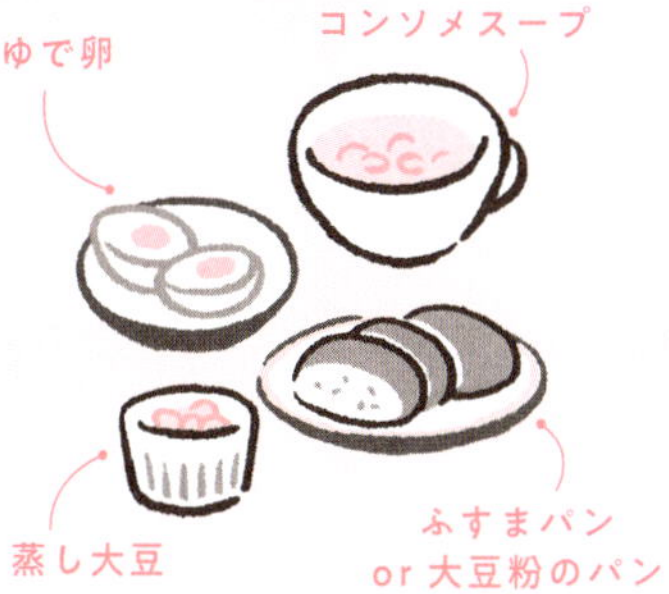
ゆで卵
コンソメスープ
蒸し大豆
ふすまパン
or 大豆粉のパン

すぐに食べられるゆで卵は、和洋どちらにも合う万能食材。冷蔵庫にストックして。蒸し大豆はそのまま食べられるため、スープやサラダに加えてたんぱく質を補強できます。小麦粉のパンよりも、糖質の少ないふすまパンなどがおすすめ。

[Menu 2]

和の朝ごはんは、納豆ごはんや卵かけごはんなど、ごはんプラスたんぱく質で時短メニューに。目玉焼きもすぐ作れるので簡単ですし、みそ汁はインスタントを活用してもＯＫ。乾燥わかめで具を増量すると食物繊維がとれます。

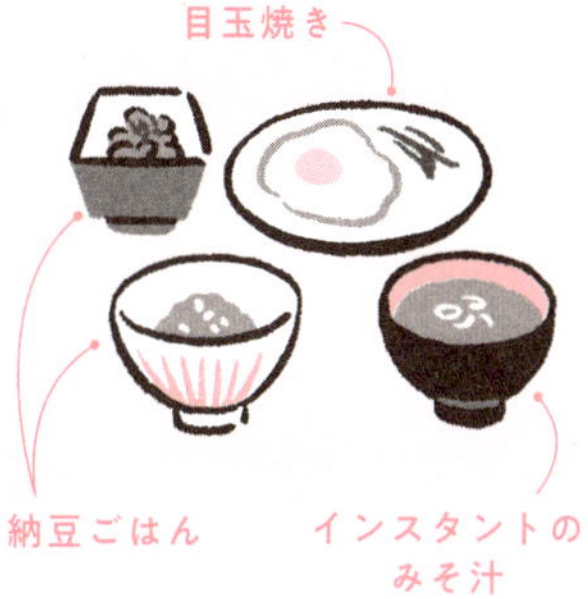
目玉焼き
納豆ごはん
インスタントの
みそ汁

[Menu 3]

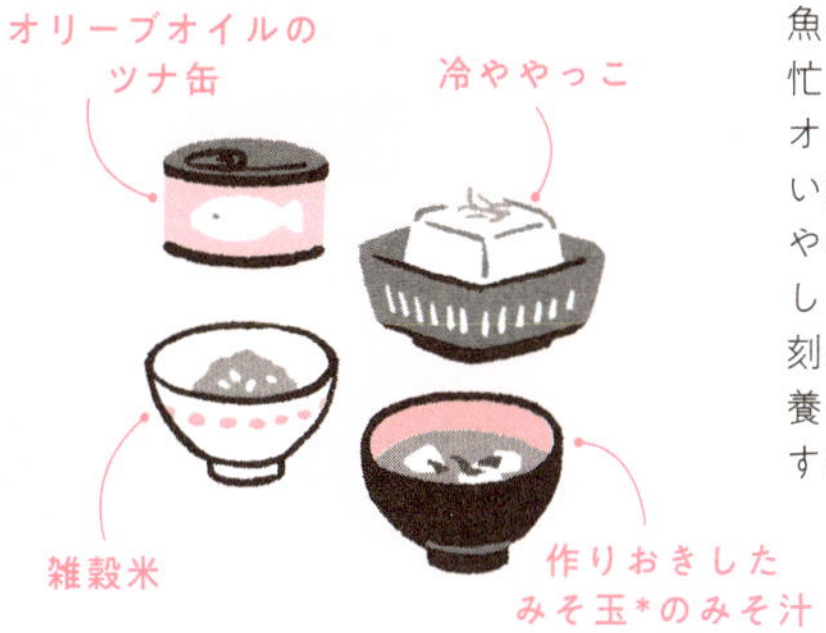
オリーブオイルの
ツナ缶
冷ややっこ
雑穀米
作りおきした
みそ玉*のみそ汁

魚の缶詰は、すぐに食べられるので忙しい朝にはお役立ち食材。とくにオリーブオイルに漬けた商品は、よい油を使っているので安心です。冷ややっこにはプチトマト、じゃこ、しらす、おかか、塩こんぶ、ごま、刻みねぎなどをトッピングして、栄養も追加。GI値の低い雑穀米もおすすめです。

*みそ玉は、かつおぶし、とろろこんぶ、乾燥わかめ、干しえびなどの乾物や、大葉、小ねぎなどの薬味野菜を入れてあらかじめ冷凍しておけば、いつでもお湯を注ぐだけで簡単にみそ汁が作れます。お弁当のお供にもできて便利です。

Lunch

ランチの役割って？

午後の活動のために、昼食でエネルギーをとります。仕事が忙しくて昼食を食べるタイミングを逃してしまうと、夕食まで空腹の時間が長くなり、かえって仕事の能率も落ちてしまいます。また遅い時間にランチがずれると、お腹いっぱい食べすぎてしまうことも。ランチが遅くなりそうなときは、132ページのおやつを参考に、体によい間食で空腹を落ち着かせましょう。

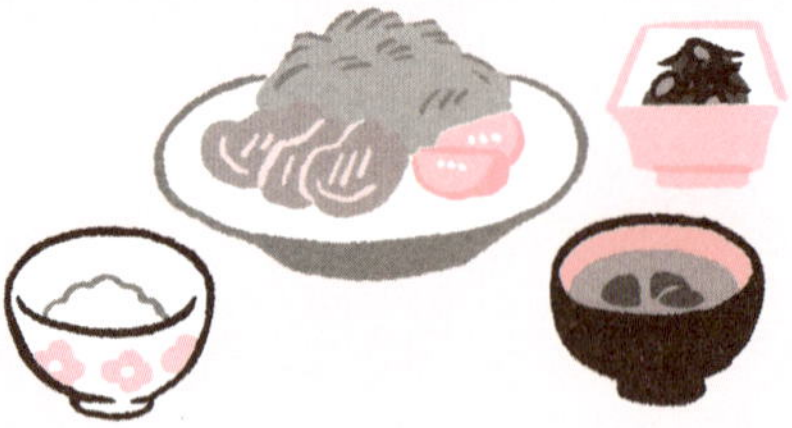

メニュー選びのポイント

糖質をがっつり食べると、ランチ後に急激な眠気に襲われる機能性低血糖が起きるため、ここでもたんぱく質をメインに、糖質は少なめに食べます。外食の場合は定食屋さん、ファミレス、中華料理店などで、単品メニューではなく、定食スタイルにします。たまにパスタやラーメンを食べたくなったときは、麺を少なめにして具沢山にすれば糖の吸収をゆるやかにできます。

[Menu 1]

自炊で登場することが少なくなりがちな焼き魚は、外食でチョイス！　小鉢で野菜や種類の違うたんぱく質がとれるように選べるとベターです。ごはんは白米以外にも選択肢があるお店なら、雑穀米を少なめで注文しましょう。

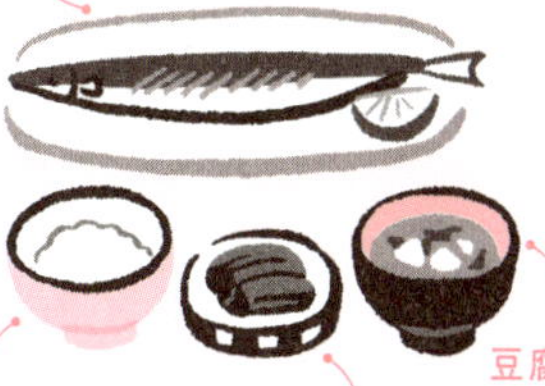
焼き魚
少なめごはん
ほうれんそう
のおひたし
豆腐の
みそ汁

[Menu 2]

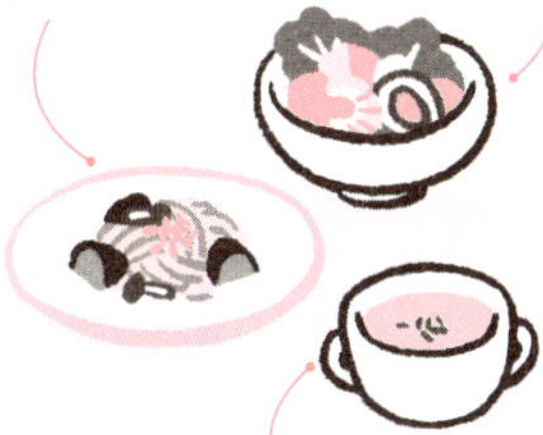
ツナ・なす・しめじの
トマトソーススパゲティ
魚介サラダ
オニオンスープ

たまに食べるパスタや麺類は、できる限り具沢山のものを。魚介たっぷりのトマトソースや野菜がたくさん入った麺に煮卵を追加しましょう。麺の量を減らしたり、糖質ＯＦＦ麺などを選べたりするお店があると便利です。

[Menu 3]

コンビニではまず「おかずコーナー」に直行！　メインとなるたんぱく質のおかずを２種類以上セレクトします。物足りないときは、ゆで卵や温泉卵を追加してみましょう。おかずの定番、唐揚げやコロッケの揚げ物は、含まれる糖質が多い上に使われている油がよい油ではないので、できるだけ控えます。

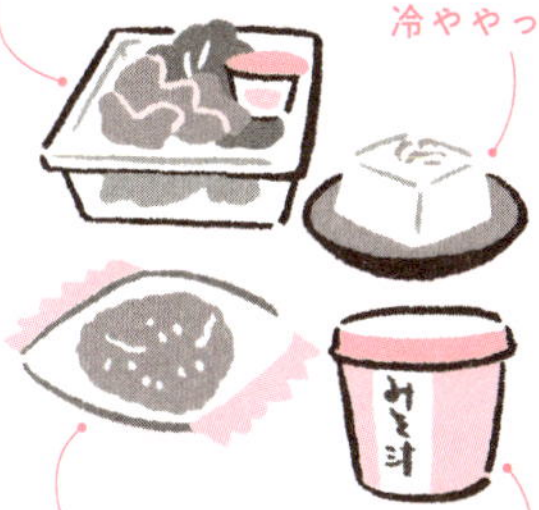
豚しゃぶサラダ
冷ややっこ
雑穀米の
おにぎり１個
みそ汁
カップみそ汁

For ビギナー

1日のごはんサンプル

Dinner

夕食の役割って？

1日の疲れを癒し、明日のためにエネルギーを補充するのが夕食の目的です。癒しも必要ですから、お酒を楽しむなら夕食と一緒に。おやつと同じく、お酒にも賢い選び方のコツがあるため、142ページもチェックしてみましょう。

メニュー選びのポイント

夕食でも2種類以上たんぱく質を食べることが必須。そしてごはんなどの糖質は極力夕食ではとらないこと。この2つが大切なポイントです。夜に糖質を食べてしまうと、太りやすい、72ページでお話しした夜間低血糖が起きて睡眠の質が低下する、翌朝の寝起きが悪くなるなどトラブルを招いてしまうからです。シメのラーメン、デザートにケーキやプリンもやめておきましょう。

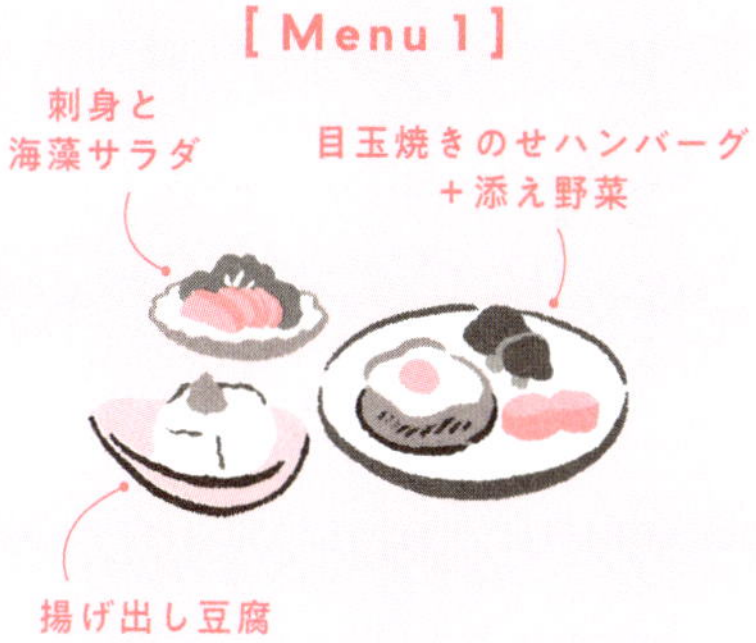
[Menu 1]
刺身と
海藻サラダ
目玉焼きのせハンバーグ
＋添え野菜
揚げ出し豆腐

肉も魚も食べれば、ごはんなしでも満足度の高い組み合わせに。肉のおかずの添え野菜は千切りキャベツ、レタスとトマト、野菜炒めなどお好みのものをたっぷりと。刺身はそのまま食べられるので、カット野菜や海藻などもプラスすればボリューム満点です。

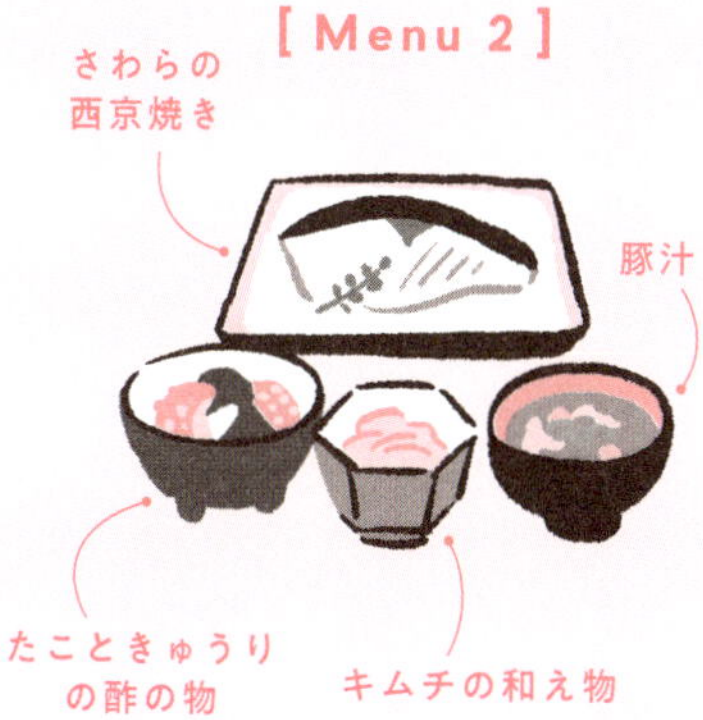
[Menu 2]
さわらの
西京焼き
豚汁
たことぎゅうり
の酢の物
キムチの和え物

魚は焼くのが面倒なときは、レンジで温めるだけのものを活用しても。和え物には発酵食品のキムチを使って腸内環境を整えます。野菜が少ないときは、豚汁やミネストローネスープなど具をいっぱい入れて作ると、かさも減って一度にたくさんの栄養をとれます。

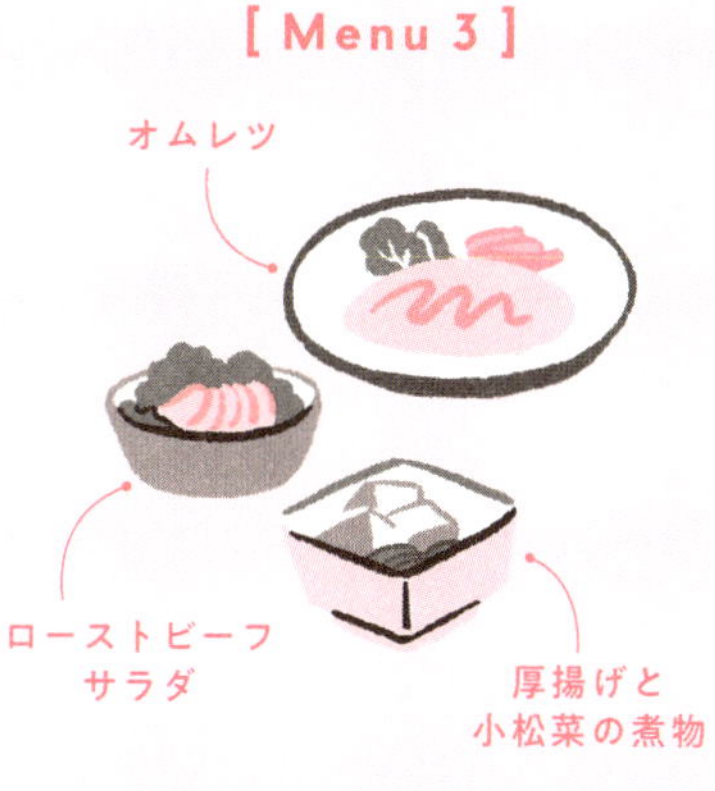
[Menu 3]
オムレツ
ローストビーフ
サラダ
厚揚げと
小松菜の煮物

オムレツにはツナやモッツァレラチーズなどを入れて、たんぱく質をプラスしておいしさもアップさせても。カット野菜にお総菜コーナーのローストビーフをのせたら豪華な一品の完成です。野菜と大豆製品の煮物や和え物などは、箸休めにもぴったり。

＼ちなみに… おやつを食べるなら／

Snack

おやつの役割って？

間食は甘いものを食べる時間ではなく、「食事と食事のあいだで、お腹が空いたときにエネルギー補給をする」ものという意識に変えてみましょう。心と体が求めている栄養素が含まれたおやつを選ぶことが正しいおやつタイムとなります。

おやつ選びのポイント

今まで食べていた、クッキー、チョコレート、あめ、ドーナッツ……といったスイーツ系や、せんべい、甘くないけれど小麦粉やじゃがいもなどが原料のスナック菓子系は、さみしいですが基本的にはサヨナラします。

仕事の合間は、たんぱく質とよい油（ビタミンEなど）を補給するおやつをセレクト。たくさん食べなくても、疲れた午後にもうひと踏ん張りできるパワーとなります。どうしてもスイーツ系が食べたくなったときは、最近増えている「糖質OFF」の商品を選んでみましょう。チョコレートを食べたいときは、砂糖の量も抑えられているカカオの含有量が高いものにします。

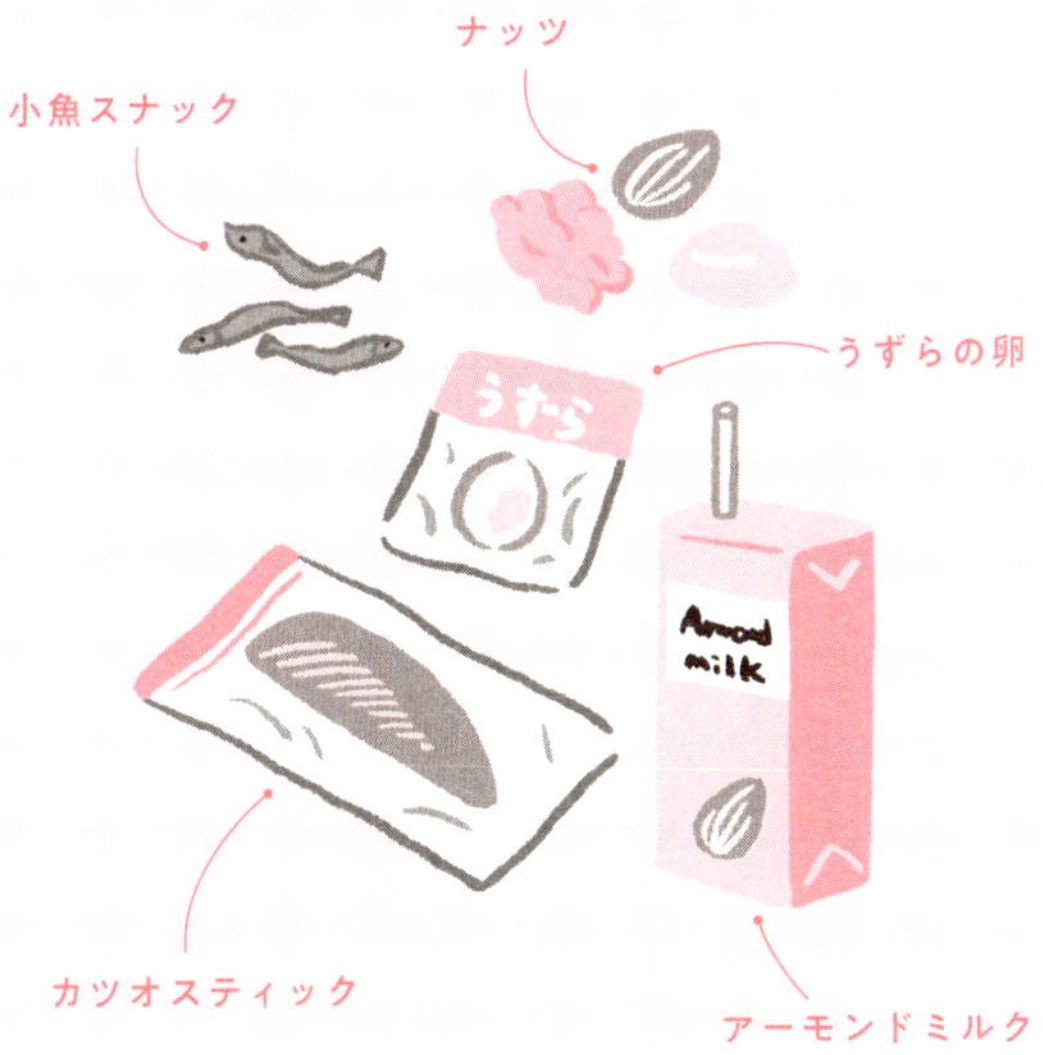

おすすめのおやつは、ナッツ（素焼き無塩・無添加）、小魚スナック、いり大豆、うずらの卵、こんにゃくチップス、ココナッツチップス、サラダチキンスティック、カツオスティックなど。ナッツ類には、よい脂質のビタミンEが豊富に含まれているためヘルシーなおやつにぴったりです。
モッツァレラチーズ、ココナッツバター、アーモンドミルクなどもおすすめ。ココナッツに含まれるよい油の中鎖脂肪酸は、脳のエネルギー源となって、低血糖も起きない優秀な脂質です。

＼ もっと本格的に取り組みたい人に ／

For プロフェッショナル

ごはんルール

❶ 120ページのビギナーのルールをすべて実践する。

まずはそこから！

❷ 小麦粉の食品をやめる。

パン・パスタ・ラーメンといった小麦粉のメニューを食べない。

❸ 糖質はランチに少しだけ食べる。

小麦粉よりもお米、白米よりも雑穀米を選ぶ。

❹ プロテインパウダーを活用する。

たんぱく質不足にならないように気をつける。

❺ 乳製品はなるべく避ける。

乳製品に含まれるカゼインが腸を荒らしてしまうため。

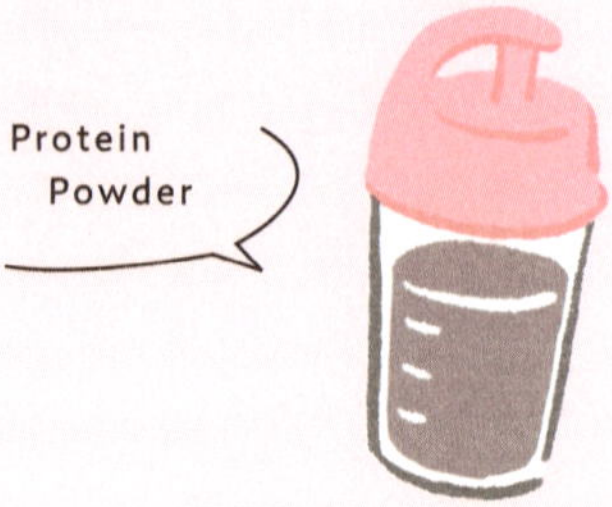

もっと栄養を考えた食べ方にガチで取り組みたいときは、まずビギナーズルールの10項目をすべて実践できるようになりましょう。

ビギナーズルールが自分のものになったら、次にステップアップします。つらいのに無理をして続けるのではなく、一つひとつできることが増えてきて、自分の食習慣を変えることができたら、心も体も自然と変わってきます。

これまでとちがうことを実行できるだけの栄養素が整ってきてはじめてクリアできるようになるからです。

本格的な糖質制限に関しては、**小麦粉製品をやめると大半の糖質の食べ物を食べなくなるため、低血糖の影響を大きく減らすことができます**。小麦粉に含まれるグルテンというたんぱく質は腸内環境を悪化させるため、糖質は米のほうが安心と考えます。朝と夕は糖質抜き、昼食に雑穀米を少しだけ食べて、たんぱく質のおかずと野菜、よい油で栄養満タンを目指します。

アスリートのようですが、プロテインパウダーを活用すると素早く必要な栄養素がとれるため、時間のない朝食にも便利なのです。

For プロフェッショナル

1日のごはんサンプル

（※姫野先生のある日の食事）

Breakfast

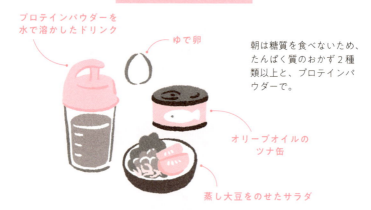

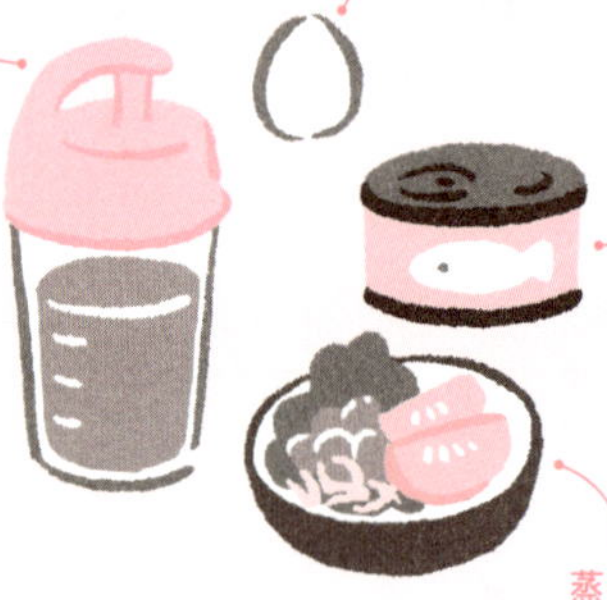
プロテインパウダーを
水で溶かしたドリンク
ゆで卵
オリーブオイルの
ツナ缶
蒸し大豆をのせたサラダ

朝は糖質を食べないため、たんぱく質のおかず２種類以上と、プロテインパウダーで。

Lunch

手作り弁当なら、コントロールも簡単。肉と魚のおかず、副菜など種類多く組み合わせます。ごはんは雑穀米を少しだけ食べます。外食のときは定食屋、ファミリーレストランなどで、同様の組み合わせのものを選びましょう。

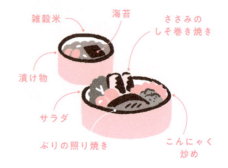

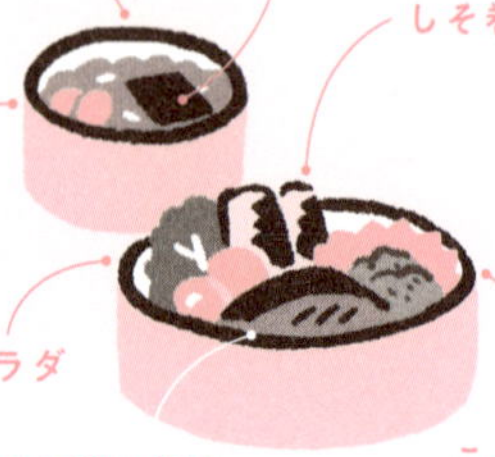
雑穀米
海苔
ささみの
しそ巻き焼き
漬け物
サラダ
ぶりの照り焼き
こんにゃく
炒め

Dinner

チキンソテーと添え野菜
（レタス、トマト、パプリカなど）
もやし炒め
冷ややっこにじゃこと
ごまをトッピング
ぶり大根

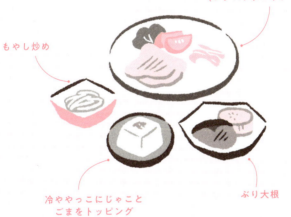

夜も糖質は食べません。肉と魚の動物性たんぱく質のおかずを２種類と、豆腐など植物性たんぱく質も必ず食べて、必要な栄養素をがっつりとって休みます。

どうしてもコレが食べたい！ときの裏ワザ

どんなに栄養や健康のことを考えてごはんを食べていても、どうしても今日はラーメンが食べたい！　スイーツのことが頭から離れない！　と落ち着かない日もあると思います。

無理にがまんをして余計にイライラがつのれば、せっかくのよい食習慣に悪影響を及ぼしかねません。たまにはごほうびとして少量食べるのもいいでしょう。

まず安定して続けられるようになるためには、挫折してしまわないようにできる方法を取り入れて継続させることを優先します。

そのためには、**「置き換え作戦」**と**「賢く選ぶコツ」**を覚えておけば大丈夫！　食べることをストレス発散にするのではなく、楽しくおいしく食べることで健康をキープしましょう。

○ラーメンが食べたい！

ど〜〜してもがっつり量の「麺」が食べたい、そんなときは**「しらたき」**が大活躍！ 外食のルール同様に具沢山は基本なので、キャベツ、もやし、にんじんと卵、チャーシューなどを入れて、しらたきラーメンにしましょう。

ちなみに冷凍させたしらたきを肉や野菜と炒めると、適度に水分が抜けてビーフンのような味わいになるため、こちらもおいしくいただけます。また、**おからやこんにゃくからつくられた、糖質を含まない麺**も商品になっているので、中華麺の代用として使えます。

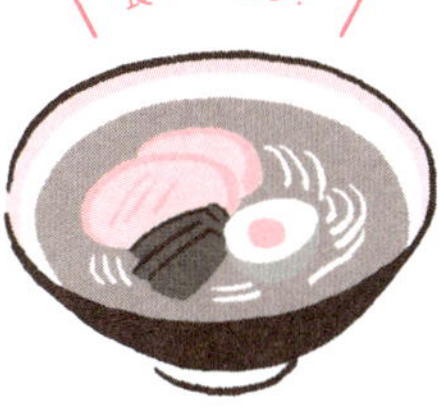

●購入できるサイト
- 糖質制限ドットコム　http://www.toushitsuseigen.com/
- 紀文deロカボ　https://www.kibun.co.jp/brand/toshitsuzerogmen/
- 楽園フーズ　http://www.rakuen-foods.com/

○スイーツが食べたい！

ナッツもおいしいけれど、やっぱりスイーツが食べたい！というときは、できるだけ**糖質ＯＦＦのスイーツ**を選びましょう。素焼きのナッツに甘みがほしいという人は、エリスリトール（後述）でコーティングされた甘いナッツがおすすめです。

おからや大豆粉などを使って、低糖質スイーツを手作りする方法もあります。

「糖質ＯＦＦスイーツ」などで検索するとレシピがたくさん見つかります。

低糖質スイーツを作るときは、甘みは砂糖以外の「羅漢果エキス」のものや「エリスリトール」がベストです。これらの天然甘味料は血糖値に影響しにくい糖分のため、お菓子作りだけでなく、ふだんの料理にも手軽に活用できます。

○ピザが食べたい！

ピザにはたくさん具材がのっていますが、土台は小麦粉なので控えたいメニューのひとつです。でも土台を置き換えれば、家飲みにぴったりのおつまみになります。

使うのはなんと**「油揚げ」**。油揚げにお好みのトッピングをして、トースターでこんがり焼くだけで、あっという間にできあがりです。

同じようにグラタンもマカロニではなく、豆腐や厚揚げに置き換えて作れば、食べ応え十分のたんぱく質豊富なメニューができ上がります。

●おすすめショップ　相模屋　https://sagamiya-kk.co.jp/

○**お好み焼きが食べたい！**

「粉もん」メニューは、糖質OFFからは真逆のメニューに思えますが、**おからやおからパウダーを小麦粉のかわりに使えば作れます**。小麦粉特有の粘り気が少ないため、チヂミのような食感になります。

じつはおからやおからパウダーは、ほかにも小麦粉の代用品として大活躍してくれます。揚げ物やソテーに使う衣をおからパウダーに、ハンバーグのつなぎにおからを入れる、じゃがいもを使わずに生おからを使ったポテトサラダ風など、かなり使い勝手のよい食材です。おからは植物性たんぱく質と食物繊維がとれる、優秀な食材なので積極的に使ってみましょう。

体にやさしい晩酌のすすめ

外でも家でも、おいしくお酒を楽しむときは、「なにを選ぶか」で心と体に負担をかけない飲み方にしましょう。

飲みすぎないように適量を楽しむことはもちろんですが、食事と同じく、糖質の多すぎるお酒とおつまみは避けましょう。**糖質過多ということは低血糖が起きて、楽しく飲んだはずのお酒で心身を疲れさせてしまうからです。**

そんなに飲んだつもりはないのに二日酔いになったり、翌朝お酒が残ってつらかったりした経験がありませんか？　それは疲れる飲み方（低血糖が起きて、栄養素を消耗して疲れが残る飲み方）をしたせいだったのです。

お酒の種類

○	×
焼酎	ビール
ウイスキー	日本酒
辛口のワイン（赤・白）	ロゼワイン
ホッピー	甘いサワーやカクテル

◆お酒は蒸留酒を選ぶ

まずお酒では、糖質が多いのは日本酒やビールなどです。苦みがおいしいビールが甘い……？と不思議な気持ちになるかもしれませんが、ビールをつくるためには砂糖などの糖分が使われます。

疲れない飲み方をするなら、日本酒やビールなどの醸造酒は控えめにして、**焼酎やウイスキーなどの蒸留酒**を選ぶようにしましょう。**ワインは醸造酒ですが、辛口の赤や白なら○**で、甘口のロゼはおすすめしません。

お付き合いや会合の席なら、はじめの乾杯はビールでも、その後はほかのお酒に切り替えられるとよいでしょう。**ハイボールや、焼酎を割るときはジュースではなく緑茶割りやウーロン茶割り、無糖の炭酸割り**にします。本格焼酎のロックもおすすめです。最近、居酒屋などでよく見かけるホッピーも、糖質OFFの種類に含まれるため、体にやさしいお酒といえます。女子が好む甘い風味のサワーやカクテルは避けましょう。

家飲みのときも、選び方は一緒ですね。最近はビール系の飲料でも糖質OFFのものが増えてきています。

おつまみの選び方

お酒を飲むなら、おつまみも必要です。糖質を控えつつ、栄養をしっかりとれるおつまみを選びましょう。

お酒好きな人にありがちなのが、あまり食べないで飲んでしまうスタイル。これはよくありません！　アルコール代謝には、ナイアシンやビタミンB_{12}、葉酸などのビタミンB群の栄養素が多く消費されるため、お酒が好きな人ほど肉や魚、野菜からビタミンB群豊富な食材を使ったおつまみを食べな

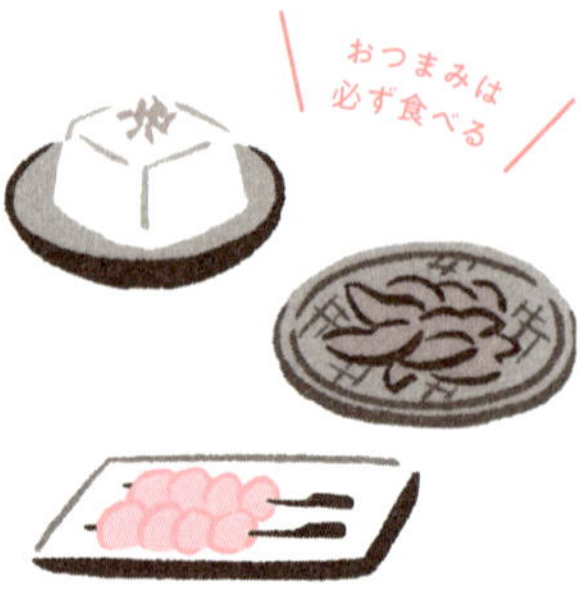

がら飲んでください。

どんなおつまみがおすすめか、よくあるパターンからチェックしてみましょう。

❶味つけは塩やしょうゆでさっぱりと

甘い味つけや、とろみのあるメニューは控えめにするのがポイントです。たれの味つけの焼き鳥、照り焼きチキンなどには想像以上に砂糖がたくさん使われています。また「あんかけ」など、とろみのある料理にもじゃがいもでんぷんが使われることが多いので、食べすぎると糖質過多になることがあります。

味つけはシンプルに塩やしょうゆを選びましょう。大根おろし、おろしにんにくやおろししょうがが、ゆずごしょうなどで風味やアクセントを追加してもおいしくなりますね。

❷揚げ物を食べるなら衣は少ないものが◎

お酒を飲んでいると揚げ物が恋しくなると思いますが、おつまみの定番、唐揚げやポテトフライ、コロッケなどは糖質量からおすすめできません。

唐揚げやフライよりも、衣のない**素揚げ**がおすすめ。野菜の素揚げはしんなりして食べやすく、魚は逆にパリッとして歯ごたえよく、鶏の素揚げもパリパリした食感で、味のバリエーションが得られます。

❸おでんなら野菜とたんぱく質を

おでんをつまみに飲むときは、**大根、煮卵、こんにゃく、牛すじ**などを選びましょう。ちくわ、はんぺんなどの練り物は、魚のすり身に加えて小麦粉などがつなぎにたくさん使われているので控えめにします。

❹栄養を考えればシンプルな調理法のものがベスト

手の込んだ味つけや、油で揚げるなど調理に手間がかかるほど栄養価が下がり、多くの場合そこには糖質が追加されていきます。居酒屋で注文するときや、家飲みのためにスーパーでお総菜を買うときは、**刺身、海藻やじゃこのサラダ、枝豆、冷ややっこ、レバーや砂肝の塩焼き、イカの一夜干し、煮込み、あたりめ**などシンプルな調理法のものがいちばんおしです。

最後に、シメについ食べたくなるラーメンやアイスは控えましょう。せっかく気をつけて食べた習慣が、水の泡となってしまいます。糖質の少ないお酒とおつまみで、体にやさしく晩酌を楽しめるようになるといいですね。

PART 4

もっと元気になる！
プラスαの
栄養処方箋

基本が整ったらお悩み別に栄養をプラス

基本の４つの栄養素と、糖質ＯＦＦの食習慣で体調がコントロールできるようになったら、目的に合わせて栄養素を足していきます。

さらに健康な心と体をパワーアップさせましょう！

くり返しになりますが、忘れてはいけないことは**「＋αの栄養素だけをとっても効果は期待できない」**ということ。まずは基本を整えてからなのです。

汚れて濁った水では、いくら強力な洗剤を入れて洗濯をしても、衣服をきれいにできませんよね？　ベースとなる水がきれいな状態でなければ、せっかくの洗剤の働きも十分発揮できないわけですが、栄養素の働きも同じようなものです。

基本を実践して整ったところにオプションを追加することでスムーズに機能することを肝に銘じて、過不足のないようにごはんを食べること！

栄養の足りない心と体をしっかり満タンにしてから、体調に合わせて活用していきましょう。

じつは＋αの食べ方を活用すると、自分の体調の変化に合わせて、状態がひどくなる前に対応することが可能になります。

「今月は忙しくて疲れが残っているから、いつもの食事に○○を足してみようかな」

「冬は冷えがつらいし、生理痛もいつもよりひどいから△△がいるかも」

という具合に、うまくセルフコントロールできるようになります。

次から紹介する7つの栄養素は、女性に多い悩みに合わせてセレクトしました。

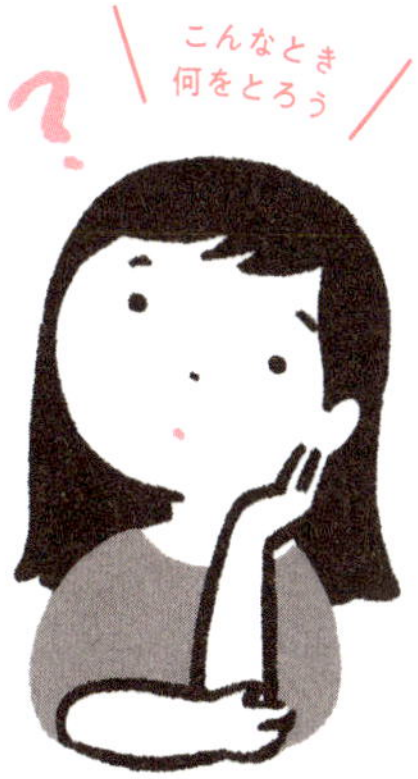

① アレルギー（花粉症）、子宮系の悩みには「ビタミンD」

「骨にいい？」「日光にあたると増える？」など、働きについてはあまり詳しく知られていませんが、今ビタミンDに注目が集まっています。

脂溶性のビタミンDは全身に受容体が存在していて、「万能ビタミン」と呼ばれているのです。

おもな働きには、次のようなものがあります。

①免疫力に関わる
②骨代謝を正常にする
③がんを抑制する
④血糖をコントロールする
⑤妊娠に関わる

不足すると免疫力の低下やアレルギーが起こりやすくなり、インフルエンザや花粉症にかかりやすくなります。

当クリニックの患者さんでは、治療のために医療サプリメントでビタミンDをとっている方が多いのですが、飲みはじめてから花粉症が軽くなり、薬のいらなくなった方もいらっしゃいます。当の私もステロイドを飲むほどひどい花粉症でしたが、ビタミンDを飲みはじめてから花粉症など、どこ吹く風。スギの季節にも鼻水ひとつ出ません。

さらに、ビタミンDが不足すると腰痛、関節痛、うつ病、糖尿病、自己免疫疾患などのリスクが上がることもわかっています。

ビタミンDの血中濃度は、30ng／mℓ以上必要とされていますが、20ng／mℓ以下では大腸がんの発病が75％増加するというデータもあります。

女性にとっては、将来の「妊娠力」に関係する働きも気になるところです。ビタミンDを十分に摂取することで、**子宮内膜の環境を整える、着床率を上げる**（体外受精の場合）、精子の運動率や正常精子形態率にも関係するといった研究報告もあります。

◆食材で補い、日光を浴びる

ビタミンDは不足しやすい栄養素ですが、食事から補うこともできるので普段から意識して食べたい食材があります。

それは焼き鮭、うなぎの蒲焼き、さばの水煮缶、きくらげ、卵、干ししいたけなど。1年に何回も風邪をひく、花粉症などアレルギー体質などが気になるときは、これらのおすすめ食材を食事に取り入れてみましょう。

またビタミンDは日にあたると体内で合成されるため、1日中オフィスにこもりっきりではなく、ランチは外に出て日を浴びてみませんか？

1日10〜15分ほどでもよいので、しっかり紫外線対策をしながら体内のビタミンDを増やしていきましょう。日のあたるオフィスであれば、窓からの日差しでも十分です。

ワンポイント！

つらい花粉症に、ビタミンDは最強の武器

2 肌荒れ、冷え、婦人科系の不調には「ビタミンE」

「若返りビタミン」「血管ビタミン」「妊娠ビタミン」「心臓ビタミン」「スポーツビタミン」「ホルモン調整ビタミン」など、ビタミンEには多くの別名があり、多方面にわたる作用があります。

毛細血管を拡張させて血流をよくする作用から、美肌、冷え解消、肩こり、運動能力のサポートなどに働いて、心臓の働きにも関わります。

また高い抗酸化作用があり、全身の細胞一つひとつの細胞膜を酸化から守って細胞から元気にします。酸化を防ぐということは、老化を防ぐということです。

さらに女性ホルモンの分泌を調整して、生殖機能を維持する働きもあります。月経痛、月経前症候群（PMS）、月経不順などを改善するといわれるほか、妊娠力をサポートしたり、年を重ねた頃にやってくる更年期障害の不調を緩和したりと、女性を助けるビタミンともいえます。

ビタミンEが多く含まれる食材は、**アーモンド、アボカド、落花生、さば、うなぎ、かぼちゃ、さつまいも、モロヘイヤ、パプリカ、ほうれんそう、豆乳、ツナ缶、かに缶、オイルサーディン缶**などです。

ワンポイント！

女子力アップにビタミンE

年中冷え性でつらい、月経痛や月経不順に悩んでいる、肩こりや頭痛がある、疲れがたまっている、肌や体力に衰えを感じる……などが気になるときはビタミンEを意識してとれる食材をチョイスしましょう。

将来は子供がほしいと考えるなら、結婚前からビタミンEと先述のビタミンDで自分の妊娠力を低下させないよう整えておくことも、大切な心がけとなるはずです。

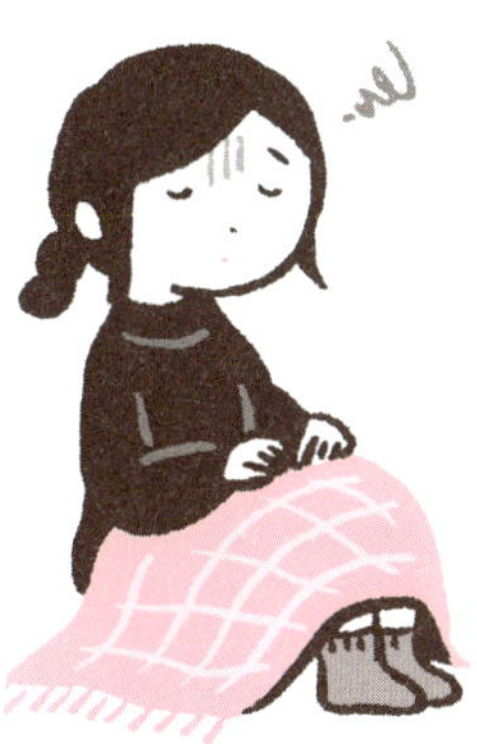

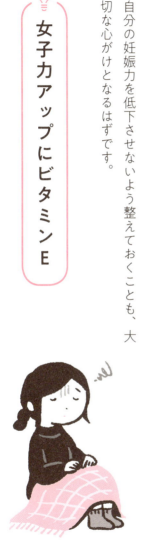

3 メンタルが弱ったときは「ナイアシン」

本書では何回も登場している、お疲れ女子に必須な栄養素であるビタミンB群の仲間のひとつが、「ナイアシン」です。おもな働きはたんぱく質、脂質、糖質の代謝を促進して、細胞内のエネルギー産生を促し、皮膚や粘膜の健康維持、胃腸機能や生殖機能に関わっています。ビタミンB_3、ニコチン酸とも呼ばれます。

とくにナイアシンを取り上げたのは、**神経や脳機能の正常な働きに欠かせないため、不足するとメンタルに影響が出てしまうからです。**

ナイアシンが足りなくなると、細胞でエネルギー産生できなくなります。また安心感をもたらすセロトニン、心の安定をもたらすGABA、やる気を出すドーパミンなどの脳内ホルモンを合成するために必要なビタミンのため、十分に合成できなければ**うつ症状、無気力、神経過敏**などメンタルが不安定になりやすくなります。

体も心も疲れやすいと感じているときは、ナイアシン不足を疑ってみましょう。

ワンポイント！

プチうつ気分にナイアシン

144ページでも書いたように、お酒をよく飲む人は**アルコール代謝にナイアシンが多く使われてしまう**ため、飲まない人に比べるとナイアシン不足のリスクが高くなります。落ち込んだ気持ちをお酒で癒す、という習慣を続けてしまうと体内のナイアシンはどんどん減ってしまい、心を安定させる脳内ホルモンを合成することができなくなって、うつ病へ進行する可能性もあります。

そうなる前にまずは食事からしっかり、ナイアシンの多い食材を食べるようにしましょう。

おすすめの食材は、**豚レバー、牛レバー、たらこ、かつお、まぐろ、かじき、サバ、落花生**などです。

4 イライラするときは「カルシウム&マグネシウム」

イライラしていると「カルシウムが足りないんじゃないい？」とは、よく聞く言葉ですね。

たしかにカルシウムは神経の働きを安定させるため、不足すると無性にイライラすることが増えます。

またストレスが多いと、心身にかかる負荷をカバーするためにカルシウムが消費されて、さらにイライラを強くしてしまうことも。

だからカルシウムをしっかりとればいいのね！　と早合点しそうですが、今やカルシウムだけをとっても十分とはいえないのです。

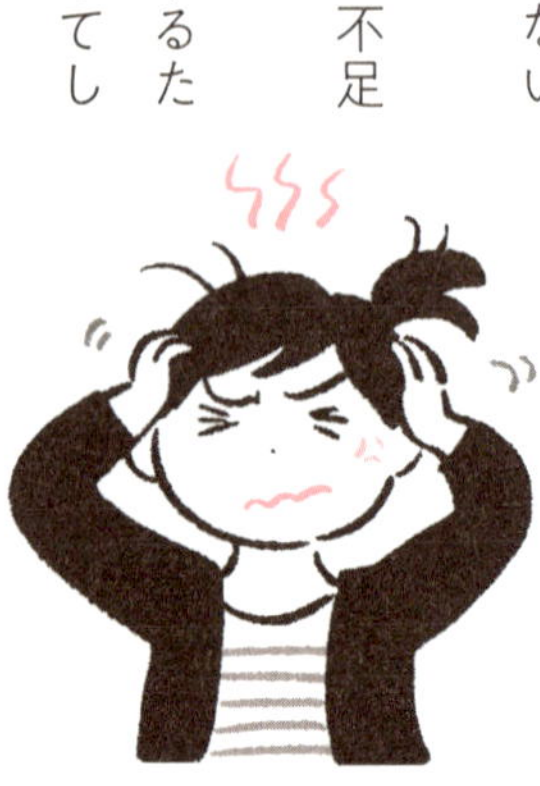

◆カルシウムはマグネシウムとセットでとる

カルシウムは吸収率の悪いミネラルなので、吸収を助ける働きをするマグネシウムも一緒にとるようにしましょう。この2つはお互いに連携して働くため、「ブラザーイオン」と呼ばれています。

マグネシウムもストレスが増えると不足するので、**カルシウムとマグネシウムはセットでとること。これがポイントです**。

カルシウムが不足すると、イライラのほかにも足がつりやすい、眠るまで時間がかかる（不眠症）、手足がしびれることがある、などが起きやすくなります。

またマグネシウム不足では、首や背中の筋肉が痛む、よくまぶたがピクピク痙攣する、落ち込みやすい、集中力が落ちるなどがあげられます。

これらの症状は両方とも神経の安定や筋肉の収縮に関わるためです。ストレスの多い現代社会では、気にかけて食べるようにしないとすぐ足りなくなるミネラルといえるでしょう。

多く含まれる食材は、それぞれ次のとおりです。

〈カルシウムを多く含む食材〉
煮干し、干しエビ、がんもどき、木綿豆腐、ごま、かぶの葉、モロヘイヤ、小松菜、大根の葉、うなぎ、さば、さけなど。

〈マグネシウムを多く含む食材〉
アーモンド、カシューナッツ、大豆、ごま、干しひじき、乾燥わかめ、干しエビ、牡蠣、かつお、いわしの丸干し、するめ、納豆、ほうれんそうなど。

マグネシウムは食材からとるほか、経皮吸収できるため入浴剤にマグネシウムが含まれている種類を使っても◎。

ゆっくりマグネシウムの湯船につかって、体を温めて疲れた心をほぐしてあげましょう。

ワンポイント！

カルシウム＆マグネシウムは天然の神経安定薬

5 強～い疲労感には「コエンザイムQ10」

コエンザイムQ10（以下COQ10）は、**細胞の働きをスムーズに回すために必要な酵素の働きをサポートする補酵素**のことです。

スポーツの補欠のような意味合いの「補」ではなく、補酵素がなければ酵素は働かないため、生きるために欠かすことのできない存在です。

その働きは大きく分けて2つあり、**たんぱく質、脂質、糖質をエネルギーに変える働き**、もう一つは**細胞を包む細胞膜を活性酸素から守って酸化を防ぐ働きです**。

COQ10が不足すると、食べた栄養素をエネルギーとして利用する流れが滞ってしまうため、活動の効率が下がる、疲れやすい、疲労回復が遅れる、エネルギーとして利用できずに余った分は脂肪に変わる、つまり太りやすくなるといった不調が起きやすくなります。抗酸化作用も低下するため、同じ抗酸化作用のあるビタミンEの働きが発揮されなくなって、肌の老化でシミやシワが増える、たるみが気になる、風邪など病気になりやすい、など美容にも健康にも大打撃を与えます。またCOQ10は心臓のポンプ作用を強めるため、低血圧やむくみやすい人におすすめです。**しかもCOQ10は体内で合成される量は20代がピークで、あとは次第に衰えて、40代を過ぎるとつねに不足傾向にある栄養素となります。**年齢とも照らし合わせながら積極的にとりたい栄養素なのです。

それではなにを食べればいいのか？　と食材をご紹介したいところなのですが、じつは食事から補うことがむずかしいのです。

ですからここだけは例外的に、**サプリメントを活用する**ほうが効率的です。サプリメントを飲むときは、空腹時よりも食後のほうが吸収率が高くなるため、必要な栄養素が入った食事のあとに用量のとおりに飲みましょう。

ワンポイント！

朝から走り出したくなる！　コエンザイムQ10

6 目の健康、美肌、クリアな思考には『DHA』

DHAは体内でつくることができない必須脂肪酸で、母乳や青魚に多く含まれており、とくに脳の機能の衰えを防ぐ働きが注目されています。〝魚を食べると頭がよくなる〟というのは、DHAの働きから有名になったフレーズで、次のように健康に役立つ作用がたくさんあります。

①脳、神経系の機能を保つ
②子供の脳の成長に欠かせない
③目の網膜の機能を保つ
④炎症を抑える
⑤血液を流れやすくする
⑥体を酸化から守り、さまざまな疾患を予防する　など

これまで多くの研究からその働きが解明されており、DHAは脳の神経幹細胞の分化に関係するため、**脳細胞の機能アップ＝記憶力や学習能力が向上することがわかっています。**

またアルツハイマー病を抑制する、認知機能を維持する、海外ではうつ病の発症率は魚油を摂取することで低下するというデータもあります。

つまり**脳の機能とDHAは密接につながっているのです。**

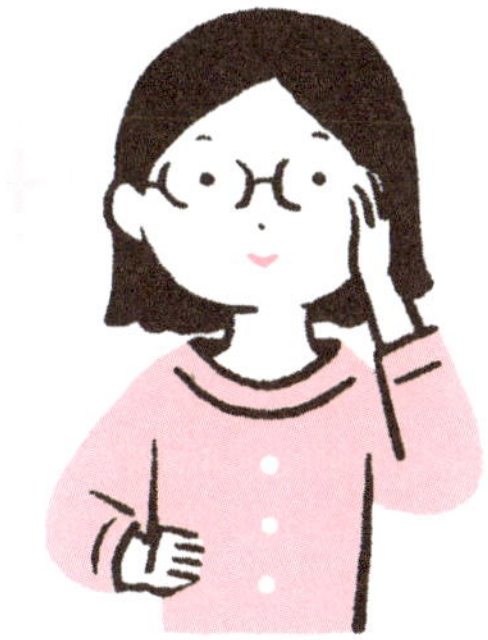

ほかにも、スマホやパソコンで目が疲れやすい、乾燥やかゆみがあり肌が弱い、記憶力が気になる、などの症状も魚を食べていないことと無関係ではありません。

◆魚を敬遠せずに食べる

DHAをとるなら、意識して魚を食べる！に尽きます。外食では肉料理にかたよらないように焼き魚や刺身定食もセレクトし、コンビニでは最近充実している、煮魚や焼き魚のおかずを試してみてもよいでしょう。

魚は調理の手間や肉よりも価格が高いこともあって、どうしても敬遠されがちですが、健康ブームで話題の**「さば缶」**など魚の缶詰を活用して手軽に食べる機会を増やすこともできますよ。

1日にとりたい目安は、**さけの切り身で2切れ、さばなら半身**です。

またＤＨＡの性質上、焼くと20％減、揚げると半分に含有量が減るため、生で食べる刺身のほうが効率的という特性があります。

ただし日本人が大好きなまぐろは、重金属の影響があるため食べるのは週2回までとしましょう。

肉も魚もバランスよく食べて、体を守るよい油をとれる食生活を続けていくことです。

ワンポイント！

ストレスに負けない脳をつくるＤＨＡ

7 薄毛、抜け毛の悩みには「亜鉛」

「シャンプーのときに髪が抜ける」、「髪のボリュームが減ってきた」というお悩みは、おしゃれにも直結する大きな問題です。女性は鉄不足から薄毛や抜け毛が起きやすいものですが、鉄に加えて髪の栄養となる**「亜鉛不足」**も大きな原因のひとつです。

亜鉛は200種類以上の細胞の合成や新生に関わる酵素として働くミネラルで、コラーゲン合成にも働きます。つまり細胞分裂に関わる亜鉛は、**髪を育てて脱毛を防ぐ**わけです。また髪だけでなく肌の状態にも関わるため、乾燥肌、サメ肌、にきび、爪が変形する、傷の治りが遅いなどは亜鉛不足によって起こりやすくなります。

じつは**亜鉛もアルコールの代謝に使われる**ため、お酒をよく飲む人は不足しやすい傾向があります。お酒は楽しく飲みたいものですが、栄養面でいえば158ページのナイアシンのほか、いろいろな栄養素を消耗するため、とくに意識してとるべきなのがよくわかりますね。

また、コンビニ食ばかりの人や、ファストフードをよく食べる人も要注意。ファストフードなどは亜鉛など微量なミネラルが加工によって失われやすく、ほとんどとることができません。食べていても栄養素はあまり入ってこないので、いつもジャンクな食事ばかりにならないよう気をつけましょう。

また知っている人もいるかと思いますが、**「味覚障害」も亜鉛不足によるもの**。舌の**「味蕾《みらい》」**という細胞の働きにも亜鉛が関わるため、加工食品ばかり食べるなどアンバランスな食事をしていると、なにを食べても味がわからなくなってしまうかもしれません。

亜鉛を多く含む食材は、**牡蠣、牛肉、レバー、するめ、うなぎ、豚肉、空豆、ほたて、たらこ**などです。

これらはたんぱく質が豊富で、鉄やビタミンB群も含まれています。じつは**髪の**

ワンポイント！

見た目のよさは亜鉛が勝負

健康には材料となるケラチン、つまりたんぱく質と、髪の合成に関わる鉄、代謝に使われるビタミンB群も必要になるのですが、亜鉛の多い食材なら結果的にすべてとれてしまうのです！

PART
5

がんばりすぎな
女子に
伝えたいこと

女子はつねに「不安定」と「想定外の出来事」に振りまわされる

「男性と比べると、女性のほうがストレスに弱い理由がある」とPART1でお話ししたように、女性の心と体のバランスは**「女性ホルモンの分泌量」**にいつも振りまわされています。

生理前に女性ホルモンの「エストロゲン」がガクンと下がると、それに合わせてハッピーホルモンのセロトニンの量もガクンと下がってしまいます。「ネガティブな気分」「悲しくてしかたない」「イライラする」「甘いものが無性に食べたくなる」などが起きやすくなるのは、その代表例といえます。

そう考えると男性には生理がないので、毎日ほぼ一定のバイオリズムで過ごせるということです。昨日と同じ今日がきて、また今日と同じ明日がやってくるのですから、うらやましい限りです。

でも女性のバイオリズムはそうはいきません。**昨日までは元気だったのに今日起**

きたらすごく体がだるかったり、お昼までは元気いっぱいだったのに夕方になって急に気分が悪くなったりするため、つねに自分の変化に合わせながら調整していなければならないのは女性の宿命ともいえます。女性ホルモンに従って心身が変動することは変えられないですから、逆らったところでどうしようもありません。女性には、今日と同じ明日はなかなかやってこないのです。

ちなみに男性の一定したバイオリズムには、男性ホルモンの「テストステロン」が関係しています。テストステロンは朝多く、昼～夜に落ちてくるという日内変動はありますが、女性のように月ごとの性周期はないのです。

さらに、テストステロンはリーダーシップや闘争本能の源になるため、周囲をあまり忖度しないで突っ走る「鈍感力」も兼ね備えています。そのため体調の変化にも比較的気づきにくく、自分のことには無頓着なのが男性の傾向です。だからこそ、逆に無理がたたって病気になりやすいという側面もあり、じつは女性以上に、意識的に体調管理を気にかけてほしいものです。

したがって女性は、いつも内的環境を一定にするため、疲れたからマッサージに行く、週末に女子旅で温泉に出かけてリラックスするなど、自分なりの方法で調整しようとさまざまな「癒し」を求めて行動します。しかし、そのような気分転換だけでは間に合わなくなることがあります。

多くの女性が、イライラしたりストレスを感じたりして甘いものへの欲求が高まるのも、まさにセロトニンの低下に敏感に反応しているためです。甘いものを食べて一瞬だけ増える幻のセロトニンの働きに頼って、なんとかラクになろうとしている行動です。

まだ若いから大丈夫〜と、安心している余裕はあまりありませんよ。なにもしないでいれば、1年なんてあっという間に過ぎ去っていくのです。

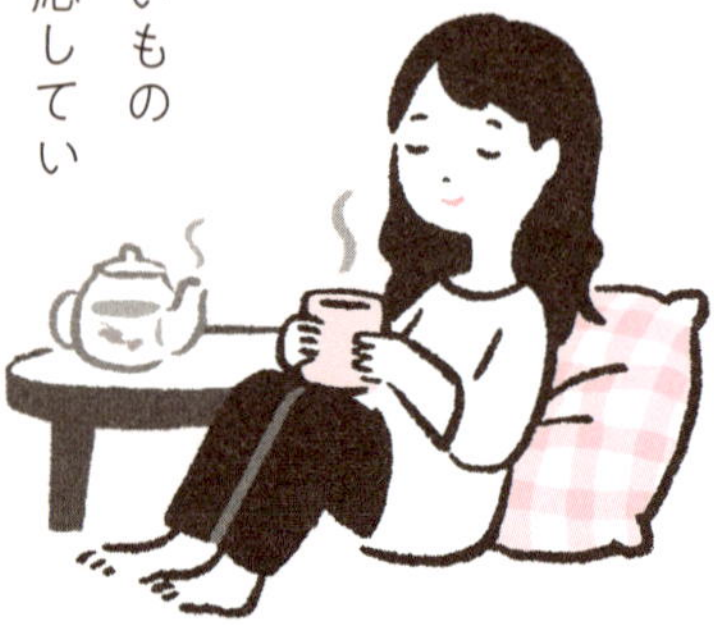

◆心にいろいろためすぎていませんか？

もともと女性には無理をしすぎないようにブレーキをかけるサインがあるのに、

ついがんばりすぎる人が多いと25ページでも書きましたが、無理をする女性はなかなか減りません。

女性の特徴として、**「認められたい」「ほめられたい」という気持ちが強い**ということがあります。ほめられるとうれしいのでもっとがんばろう！　と無自覚のまま自分を追い込んでしまうこともあれば、認められていないと感じると苦しくなってしまうこともあります。

仕事をがんばっている私、職場で役に立っている私、結婚後なら夫や周囲に喜んでもらえる妻の私、子育てをがんばっている母の私……などなど、さまざまなシチュエーションで自分自身への評価が気になってしまいます。

もちろん男性にもこうした承認欲求はあります。しかしながら男性の場合は自分自身を認めてもらいたいというよりは「私が考えた企画書の面白さ」や「私が設計したビルの素晴らしさ」など、自分が作ったものへの評価のほうがずっと重要ととらえる傾向があります。

ストレスを感じやすく、いろいろなことを心にため込んでしまいがちな女性たちは、20代に無理を続けると、30代で大きな曲がり角、いいえ、もしかすると転がり落ちるように急降下してしまうかもしれません。

エネルギーを使い果たした結果、さまざまな不調があらわれるのです。

◆食事を整えて、幸せになる

でもここまで読み進めてきているあなたなら、もう知っているはずですね。生理前のイライラも、甘いものでは本当の意味では解決にならないこともわかっているはずです。

そうです、**甘いものではセロトニンを安定的に増やすことはできません**。たんぱく質、鉄、ビタミンB群、ビタミンCなどを含むものを食べないと、継続してセロトニンを分泌することはできないからです。

生理前に調子が悪くなることが多いならば、このタイミングこそいつもより、セロトニンの材料となる食材をしっかり食べて備えておきましょう。体調や気分の変化がなぜ起きるのか理由がわかれば、対策は簡単です。

ちゃんと食べることでセルフコントロールの習慣を持てるようになる「知識」や「情報」が必要です。

心や体の不調を解決するために、ぜひ「栄養」の力を活用してほしいのです。

セロトニンをはじめ、**心と体を元気にする脳内ホルモンの機能がスムーズになれば、あなたの毎日はきっと今より安定した、生きやすいものになります**。

あなたの笑顔が増えれば、あなたの周りにいる人の笑顔もきっと増えていくはずです。

まずは、家庭が円満になります。社会の最小単位は家庭ですから、家庭からハッピーが増えれば職場もハッピーになって、最終的にはハッピーが広がって世界平和にもつながっていきます。そうです、**あなたには世界をハッピーにする力があるのです**。

みんながもっと幸せになるために、心と体の健康に役立つ方法のひとつが「栄養」です。食事は誰もが毎日とるものですから、今日からでもすぐに取り組めます。

ちょっとの工夫ときっかけのために、本書をどんどん活用していただければと思います。

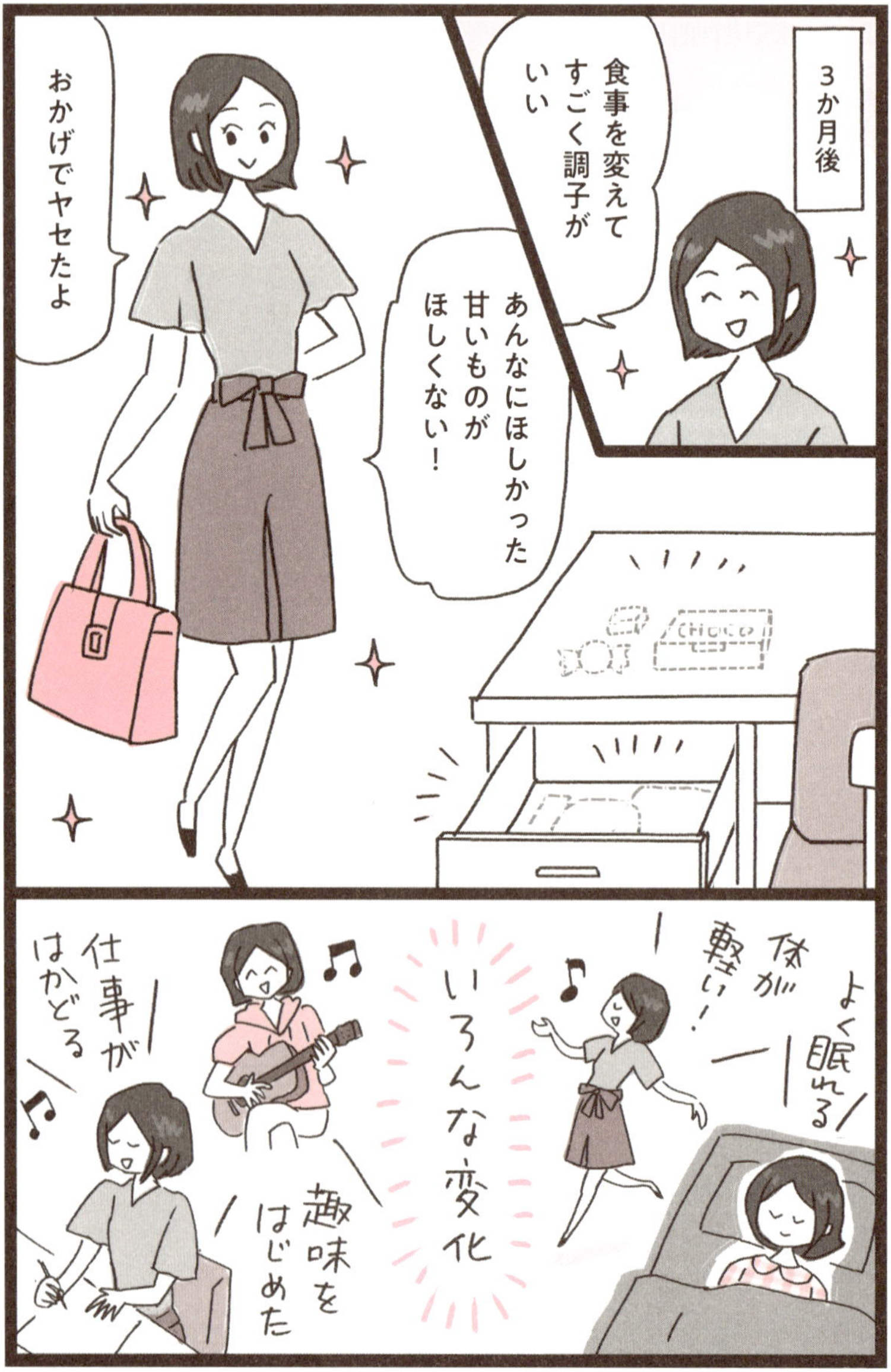
3か月後
食事を変えてすごく調子がいい
あんなにほしかった甘いものがほしくない！
おかげでヤセたよ
よく眠れる
体が整い！
いろんな変化
趣味をはじめた
仕事がはかどる

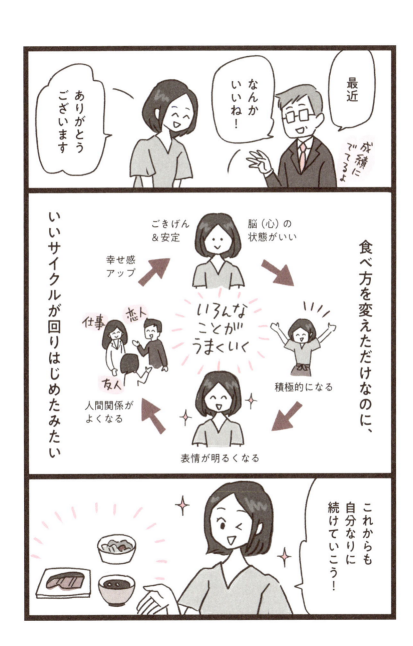

最近
成績にでてるよ
なんかいいね！
ありがとうございます
食べ方を変えただけなのに、
脳（心）の状態がいい
積極的になる
表情が明るくなる
人間関係がよくなる
幸せ感アップ
ごきげん＆安定
いろんなことがうまくいく
仕事
恋人
友人
いいサイクルが回りはじめたみたい
これからも自分なりに続けていこう！

参考文献

『心療内科に行く前に食事を変えなさい』（青春出版社）
『美しくなりたければ食べなさい』（三笠書房）
『図解　成功する人は食べるものが違う！』（ＫＫベストセラーズ）
『ストレスに負けない！　女性の心と体を守るドクターズアドバイス』（ブティック社）
『オーソモレキュラー栄養学　栄養素ガイド』（一般社団法人オーソモレキュラー栄養医学研究所、栄養療法通信）
『骨と筋肉が若返る食べ方』（大友通明、青春出版社）
『最新改訂版　からだに効く栄養成分バイブル』（中村丁次監修、主婦と生活社）
『糖質制限食ハンドブック』（大柳珠美、アスペクト）

姫野友美（ひめの・ともみ）

心療内科医。医学博士。日本薬科大学薬学部教授。

静岡県生まれ。東京医科歯科大学卒業。

現在、ひめのともみクリニック院長として診察を行うかたわら、テレビ東京系「主治医が見つかる診療所」のレギュラー、TBSラジオ「生島ヒロシのおはよう一直線」などのコメンテーターとしても活躍。

著書に、『心療内科に行く前に食事を変えなさい』『急に不機嫌になる女 無関心になる男』（以上、青春出版社）、『こころのクセを変えるコツ』（大和出版）、『美しくなりたければ食べなさい』（三笠書房）、『女の取扱説明書』（SBクリエイティブ）など多数。

ひめのともみクリニック：http://www.himeno-clinic.com/

心療内《しんりょうない》科《か》医《い》が教《おし》える
疲《つか》れとストレスからの回復《かいふく》ごはん

2019年12月5日　第1刷発行

著者　姫野友美
発行者　佐藤 靖
発行所　大和《だいわ》書房
〒112-0014　東京都文京区関口1-33-4
電話 03-3203-4511
編集協力　佐藤未知子
ブックデザイン　吉村亮、眞柄花穂（Yoshi-des.）
イラスト　平澤南
マンガ、P85,92イラスト　長尾映美
本文印刷　光邦
カバー印刷　歩プロセス
製本所　ナショナル製本

ISBN978-4-479-78488-3

http://www.daiwashobo.co.jp